Grundlagen der

Ortho-Bionomy®

Denn Ortho-Bionomy® diktiert was zu tun ist.

Sie sagt Dir nicht. Sie fragt.

Nicht was man, sondern Du

Nicht sollst, solltest, musst oder müsstest,

sondern brauchst.

Und vielleicht darfst Du.

Sie nimmt wahr.

Schlägt vor.

Und lässt.

Dich.

Sein.

In Deinem Wesen lässt sie Dich sein, und sie lässt zu, Dich zu verändern, wie Du möchtest, falls und wann Du willst und kannst. Sie drängt nicht und bremst nicht. Aber die endgültige Wahl

liegt immer

bei Dir.

Marina Falk Juni 2016

Klaus G. Weber   Michaela Wiese

Grundlagen der

Ortho-Bionomy®

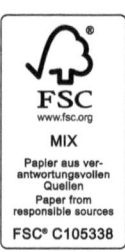

Bibliografische Information der Deutschen Nationalbibliothek:
Die Deutsche Nationalbibliothek verzeichnet diese Publikation
in der Deutschen Nationalbibliografie; detaillierte bibliografische Daten sind im Internet über http://dnb.dnb.de abrufbar.

4. überarbeitete Auflage 2019
© 2019 Klaus G. Weber Michaela Wiese

Illustrationen und Abbildungen: Deutsches Institut für Ortho-
Bionomy®, Archiv Marianne Volery

a + b Aktuelles und Buch, Rottenburg
Herstellung und Verlag: BoD – Books on Demand, Norderstedt
ISBN: 978-3-744801713

Inhaltsangabe

Statt eines Vorwortes.....

Warum wir tun, was wir tun, das beschreiben immer wieder die wer-
denden Diplom-Therapeutinnen in ihren Zulassungsarbeiten.

„.....Ortho-Bionomy® ist mehr als nur eine Behandlungstechnik. Sie
wird täglich ein wenig mehr zu meiner Lebensphilosophie. Es ist der
Weg zu dir selbst. Sich selbst wieder spüren, wahrnehmen, zulassen. Dem Eigenen nachgeben. Veränderungen oder Erinnerungen
zulassen und auch verarbeiten. Man lernt die Sprache des Körpers
zu verstehen und zu respektieren."

„.... Für mich bedeutet die Arbeit mit der Ortho-Bionomy® auch, dass
ich mich jedes Mal mit dem Patienten auf eine Entdeckungsreise
begebe. Es ist niemals festgelegt, was geschehen wird. Manchmal
konnte ich erleben, dass sich Ortho-Bionomy® leicht wie ein fröhli-
cher Tanz oder wie eine sanfte Melodie anfühlt...... Die Ortho-
Bionomy® ist für mich viel mehr als ein Werkzeug, sie ist eine besondere innere Haltung und sie macht die „Regeln des Lebens" direkt erlebbar."

„... Nach vielen Gesprächen mit Kursteilnehmern und Kollegen ist mir
klar geworden, dass Ortho-Bionomy® sich durch seine Philosophie
und Haltung unterscheidet und wie diese in die Technik einfließen.
Nicht aber durch die Techniken per se.

In der Tat geht es in der Tiefe um bedingungslose Liebe (uncon-ditional love). Ein tiefes Einverstanden-Sein mit dem Sein.... Dabei entsteht ein Raum ohne Worte, in dem Versöhnung über die schrecklichsten Ereignisse stattfinden kann."

„... Durch die vielen verschiedenen Möglichkeiten der Behandlung in der Ortho-Bionomy® bleibt die Arbeit immer interessant, ist nicht so auslaugend und lässt mir daher noch ausreichend Energie für mein Leben außerhalb meines Berufes."

..... im Nachklapp dann doch noch ein Vorwort

...... als wir uns mit den letzten Seiten des Buches beschäftigten, fiel uns auf, dass wir unseren Leserinnen und Lesern doch noch ein klä-rendes Vorwort schuldig sind. Die Grundlagen der Ortho-Bionomy® ist eine Zusammenstellung von Themen und Texten, die uns beson-ders am Herzen liegen. Andere Autoren hätten vielleicht anderes über die Grundlagen geschrieben. Mit dem geschichtlichen Rückblick am Anfang des Buches ist für uns selbst ein Blick auf die Anfänge der Ortho-Bionomy® und ihre Entwicklung in Deutschland und Euro-pa verbunden. Ein Blick der Erinnerungen wachruft an die vielen eigenen kleinen Entwicklungsschritte und an das sichere Wissen, dass die Entfaltung der Ortho-Bionomy® noch nicht abgeschlossen ist und nie ganz abgeschlossen sein wird.

Die bisher erschienenen Lehrbücher stellten vor allem die handwerkliche Basis unserer Arbeit in den Vordergrund. Viele qualitative und energetische Elemente haben bereits dort schon breiten Raum gefunden. Deshalb sind in diesem Buch Themen wie das Verhältnis der Landkarte zur Wirklichkeit und Fokus und Dosis nur kurz angesprochen. Sie wurden bereits in unserem Kraniumbuch und den Lehrbüchern der Ortho-Bionomy® ausführlich geschildert.

Neue erkenntnistheoretische Aspekte und ihre Bedeutung, das bessere und einfachere Verständnis der Reflexmuster und Themen, die wir in Fachartikeln vertieft hatten sind uns so wichtig, dass wir sie in dieses Grundlagenbuch aufgenommen haben. Auf welchen Ebenen bewege ich mich bei meiner Arbeit? Wie bereichert das Verständnis der energetischen Arbeit die strukturelle Behandlung?

Gerade die grundlegenden Verständnisfragen bezüglich der energetischen Interaktionen ließ uns eine eher zirkuläre Darstellung wählen, die allen Leserinnen und Lesern die Möglichkeit gibt, ähnliche Phänomene von immer neuen Seiten zu betrachten und so organisch das Verstehen wachsen und vertiefen zu lassen.
Der besseren Lesbarkeit halber haben wir die männliche Schreibweise gewählt – gemeint sind immer Frauen und Männer.

Wir wünschen allen viel Freude mit diesem Buch.

Michaela Wiese und Klaus G. Weber

Prolog - Timing

Darauf hatte er lange gewartet! Die Sonne war untergegangen. In der letzten Dämmerung setzte sich mit Klirren und Quietschen ein Waggon nach dem anderen in Bewegung und der schier endlose Güterzug nahm langsam Fahrt auf. Fasziniert sah Arthur dem Mann zu, der mit in großen Kreisen schwingender Laterne neben dem Gleis vom Ende des Zuges in Richtung der weit vorne liegenden Lokomotiven lief. Mit zunehmender Geschwindigkeit begannen die Waggons ihn zu überholen und das Ende des Zuges kam bedrohlich nahe. Ohne das rhythmische Kreisen der Laterne zu unterbrechen beschleunigte der Bremser seinen Lauf um sich schließlich elegant im letztmöglichen Augenblick auf die Treppe zur winzigen Plattform des Schlusswagens mit dem winzigen Bremserhäuschen hochzuziehen. Mit nach außen gebeugtem Körper gab er weiter den Lokomotivführern sein Leuchtsignal. Irgendwann wurde der Lichtkreis zu einem Punkt, der langsam in der Ferne verschwand.

Dieses Bild hat Arthur Pauls sein Leben lang in Erinnerung behalten. Für ihn war es ein wunderbares Beispiel für gelungenes Timing und wohl eine der wenigen schönen Erinnerungen an seinen Geburtsort.

Geschichte der Ortho-Bionomy®

Arthur Lincoln Pauls

„Bevor ich über die Geschichte der Ortho-Bionomy® spreche möchte ich ein wenig von meinem eigenen Leben berichten. Es mag einige Menschen interessieren was einen Mann motiviert, zu tun, was er tut.". Dieser Satz auf der CD „Mein Leben" von Arthur Lincoln Pauls ist sehr wichtig. Damals habe ich (Klaus G. Weber) nur im Ansatz verstanden, wie prägend sein Leben für die Entwicklung der Ortho-Bionomy® war. Tatsächlich lassen sich in Arthurs persönlicher Geschichte viele Herausforderungen und Motive finden, die auf die Entwicklung der Ortho-Bionomy® wahrscheinlich großen Einfluss genommen haben.

Der Begründer der Ortho-Bionomy®, der Anglokanadier Arthur Lincoln Pauls, wurde mit seinem Zwillingsbruder Bill als Sohn von Helen und Wilhelm Pauls in einem sehr kalten Winter am 12. Februar 1929 in Laird geboren. Laird ist ein winziges Dorf in den Ebenen von Saskatchewan in Kanada.

Lange eisige Winter und kurze heiße Sommer prägen die weiten Prärien, in denen die Menschen vorwiegend von der Landwirtschaft lebten. Laird, in der Nähe von Sascatoon, zwischen den ähnlich kleinen Ortschaften Tiefengrund und Waldheim gelegen, verdankte seine Existenz vor allem dem Weizenanbau. Für die Lagerung und den Transport hatte man einen Schienenstrang gelegt und zuletzt 4 riesige Silos errichtet. Zur Zeit von Pauls Geburt lebten vielleicht 500 Menschen in Laird, heute sind es nur noch die Hälfte

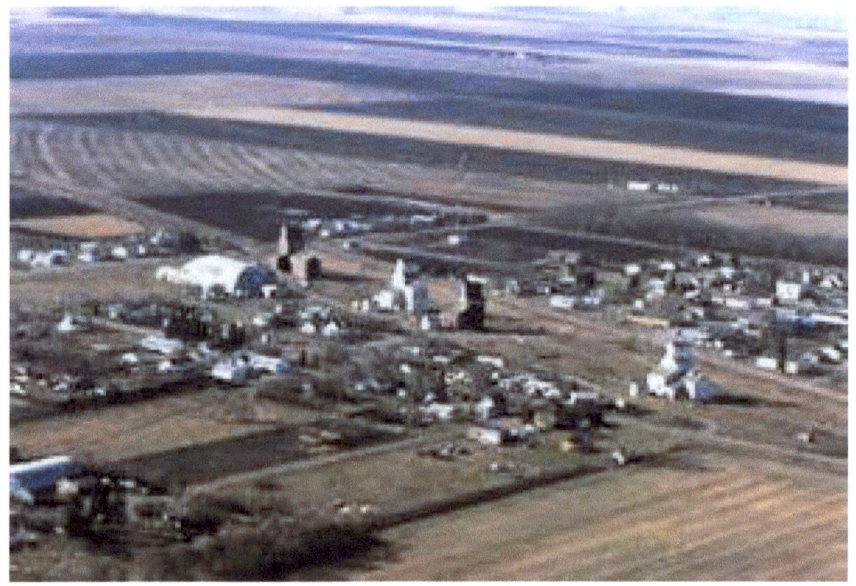

Abb. Laird heute – ein Dorf mit vier Silos aber ohne Bahnlinie

Die Eltern waren Mennoniten, Mitglieder einer konservativen niederdeutschsprachigen religiösen Minderheit in Kanada, die sich in der Regel bewusst abkapselte von der andersgläubigen und anderssprachigen Umgebung. Die strengsten Untergruppen der Mennoniten lehnen wie die Amish den Gebrauch von motorisierten Fahrzeugen und von Elektrizität ab. Pauls Mutter, die Tochter eines örtlichen mennonitischen Farmers, wuchs auf in einer Familie mit 12 oder 13

Kindern. Sein Vater, der ebenfalls einer großen Familie entstammte, war 1919 den Revolutionswirren in Russland entflohen und wanderte nach einigen Jahren in Deutschland 1925 nach Kanada aus.

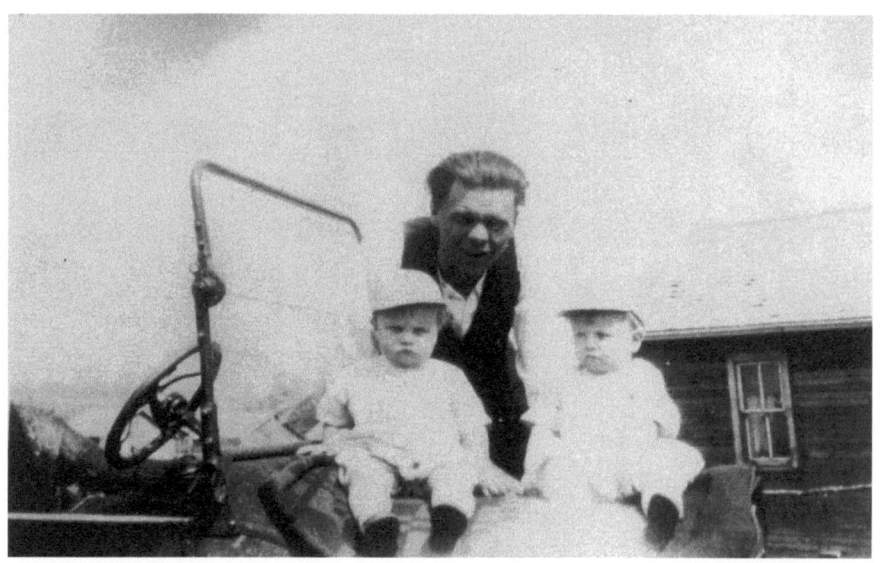

Abb. die Zwillinge Arthur und William mit ihrem Vater auf dem „Modell T"

Die Mennonitengemeinde von Laird gehörte wohl eher einer progressiveren Gruppe an, da sie seit den 1940er Jahren Englisch statt Deutsch im Gottesdienst nutzte und Arthurs Vater bereits einen Führerschein besaß.

Wenige Monate nach Arthurs Geburt kam es im Oktober 1929 zu einer großen Wirtschaftskrise in Nordamerika und es begannen die Jahre schrecklicher Notzeiten, die als die „große Depression" in die Geschichte einging. Da auch die Bauern in der Zeit der allgemeinen Wirtschaftskrise in den USA und Kanada ihre Produkte nicht mehr verkaufen konnten war Arthur Pauls Kindheit geprägt von bitterer Armut. „Die Leute hungerten im >Land der Fülle< und wir waren keine Ausnahme." (Zitat aus Shivampu Kalpa). „Oft gab es für uns über Wochen nur Weißbrot mit Zucker zu essen."

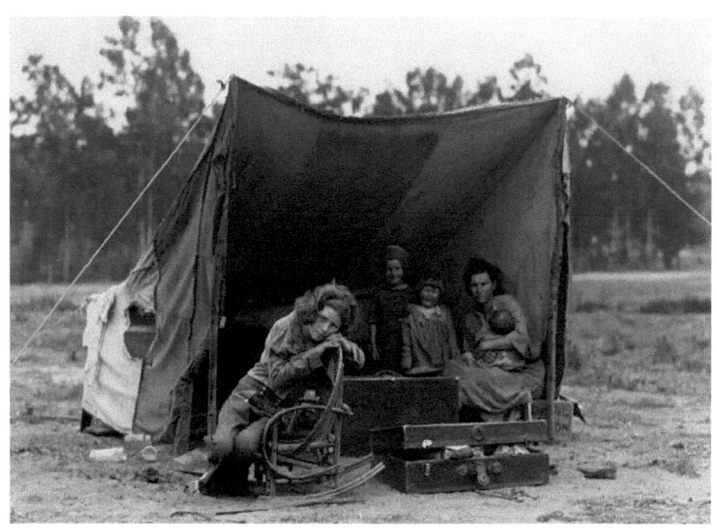

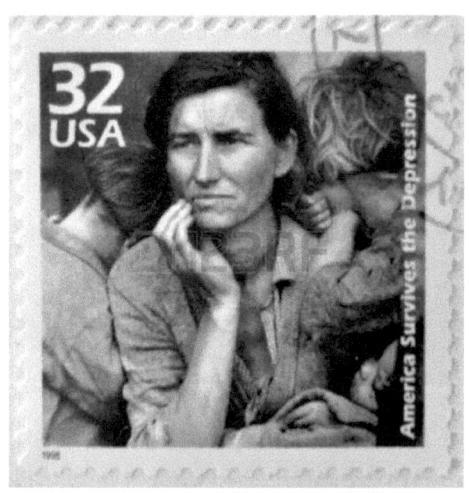

Abb. Dorothea Lange: Wanderarbeiter während der Great Depression

Auf die Mangelernährung in seiner Kindheit führte Pauls viele seiner gesundheitlichen Belastungen zurück. Er hatte z.B. ständige Probleme mit seinen Zähnen. Seine gesamte Kindheit war von Angst vor Krankheiten überschattet. Eine ältere Schwester war schon vor der Geburt der Zwillinge gestorben. Als Kind war Arthur Pauls oft krank und musste später miterleben, dass eine Klassenkameradin an Diphterie starb. Arthur erhielt sämtliche damals möglichen Impfungen. Dennoch litt der Junge dauernd unter der Furcht, an einer der epidemisch auftretenden Krankheiten wie Masern, Keuchhusten, Diphterie oder Kinderlähmung zu sterben.

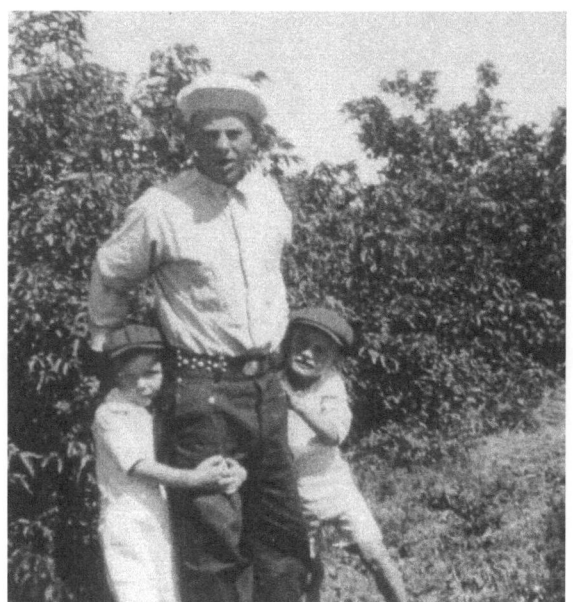

Abb. Arthur Pauls (li.) mit Vater u. Bruder

In dieser allgemeinen Notzeit versuchte Arthur Pauls Vater wie so viele andere als Wanderarbeiter den Lebensunterhalt der Familie zu sichern. „He hit the railway". Er zog auf den langen Güterzügen, die durch den mittleren Westen fuhren, immer dorthin, wo er Arbeit und Lohn zu finden hoffte.

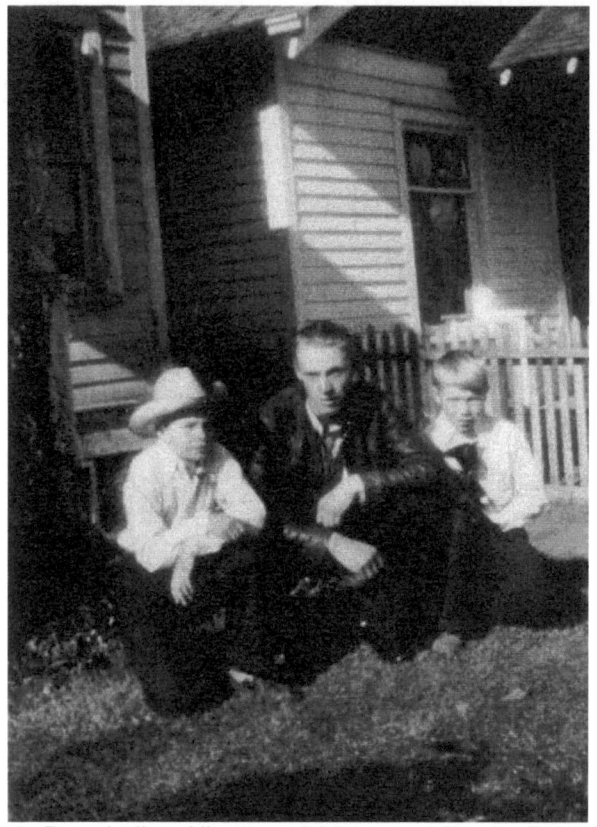

Abb. in Drumheller, Alberta, mit Vater und Bruder Bill (li.)

Obwohl sich durch die Wirtschaftskrise und den Abbau der Eisenbahnlinie die Einwohnerzahl Lairds von über 550 mehr als halbierte wuchs die kinderreiche mennonitische Gemeinde. Als Arthur 5 oder 6 Jahre alt war wurde deshalb nach den Gebräuchen der Glaubensgemeinschaft die Gemeinde geteilt um anderswo eine Tochtergemeinde zu gründen. Mit anderen durch Los bestimmten Mennoniten zog die Familie weiter nach Alberta. Die Neuansiedlung war wohl kein Erfolg und so kam Arthur mit 7 Jahren nach Drumheller in Alberta, wo sein Vater als Taxifahrer arbeitete. „Es ging uns etwas besser, aber wir waren immer noch sehr knapp dran."

Mit Beginn des zweiten Weltkrieges fand Arthurs Vater 1939 endlich dauerhaft Arbeit als Fahrer für die Militärtransporter, die amerikanische Truppen durch British Columbia nach Fairbanks und ins Yukon Gebiet brachten. Die Familie siedelte sich in dieser Zeit in Nanaimo auf Vancouver Island an. Hier fand Arthur Pauls erstmals eine Art Heimat. In seinem Lebensrückblick bezeichnete er Nanaimo darum als seine Heimatstadt.

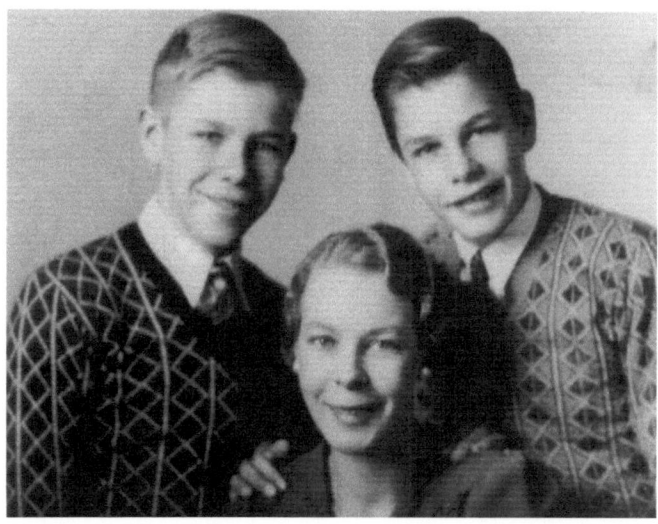

Abb. Mutter Helen, Arthur (li.) und Bill (re.)

In Nanaimo erfuhr der Heranwachsende erstmals musische Förderung. Er begann Klarinette zu spielen, schrieb Gedichte, die seine Lehrerin der Klasse vorlas und begann, sich für Schauspielerei zu interessieren. Als die Zwillinge 17 Jahre alt waren starb ihre Mutter nach langer Krankheit an Tuberkulose.

Nach dem Schulabschluss 1946 trampte er allein durch British Columbia. Seine Bewerbung bei der Royal Mounted Police wurde wegen mangelnder körperlicher Eignung abgelehnt. Diese Kränkung kommentierte Pauls später mit dem flapsigen Hinweis, dass er damals den Wahlspruch der berühmten Polizeitruppe „Every Mounty gets his man" nicht wörtlich verstanden und eben deswegen nicht in die Truppe gepasst hätte. Mit 18 Jahren nahm er bei der kanadischen Luftwaffe eine Stelle als Sicherheitstechniker an.

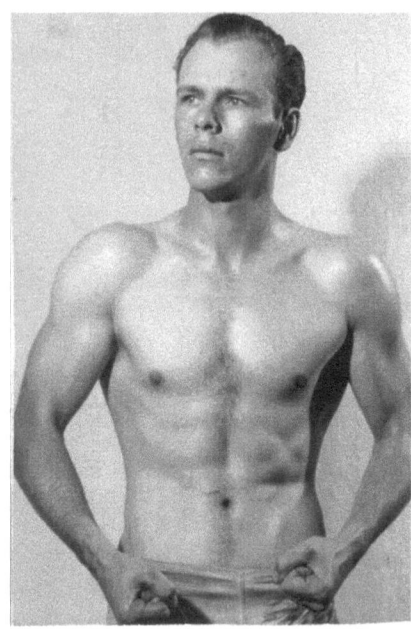

Abb. der Body-Builder

Als Klarinettist war er Mitglied der Militärkapelle und begann sich ernsthaft für Bodybuilding und Gewichtheben zu interessieren – wohl auch als Reaktion auf den früheren Vorwurf mangelnder körperlicher Fitness.

Nach dem Militärdienst arbeitete er in Nanaimo als Postbote und später dann als Pressefotograf. Dabei lernte er seine erste Frau Gwen kennen. Über Santa Barbara und Los Angeles, wo er seine Fotografiekenntnisse vertiefte, zog Pauls seiner Frau zuliebe nach London, die dort eine bekannte Schauspielschule besuchen wollte. In London arbeitete Pauls zunächst als Bühnenfotograf und gleichzeitig 1964 beim Londoner Nobelkaufhaus Harrods als Verkäufer für Fotoausrüstungen. Daneben schrieb er kleine Theaterstücke, von denen eines tatsächlich in einem Theaterklub aufgeführt wurde.

1960 begann Arthur Pauls im Budokai Dojo den Kampfsport zu erlernen, der ihn sich ein Leben lang begeistern sollte: Judo. Nach fünf Jahren als aktiver Kampfsportler erwarb er den schwarzen Gürtel. Als höchsten Rang erreichte Pauls später den 4 Dan-Grad. Mit Erreichen des braunen Gürtels begann Pauls abends selbst Judo zu unterrichte. 1966 lernte er beim Judounterricht seine spätere Frau Anne kennen. Mit ihr hatte er zwei Kinder - Seth und Tanja.

Während der Jahre als Judo-Lehrer war Pauls sehr oft und lange krank. Er litt unter einer chronischen Dickdarmentzündung, Nasennebenhöhlenbeschwerden, Doppelbildern und Schwindel. Er wog bis über 100 Kg und fühlte sich schrecklich.

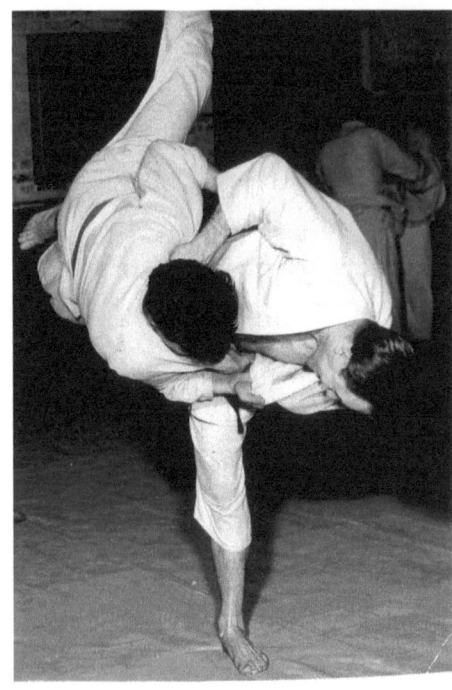
Abb. der Judoka (re.)

Unter anderem litt Arthur unter Furunkeln und Abszessen ähnlich wie damals in der Pubertät, als ihn seine Akne sehr schüchtern und menschenscheu werden ließ. Wahrscheinlich hatte er schon in dieser Zeit eine ernsthafte Herzschwäche. Ein Freund aus England erzählte, dass er eine Virusmyokarditis durchgemacht hatte, von der er sich nie wieder ganz erholte. Der Freund aus diesen Tagen berichtete, dass er schon damals trotz seines Trainings bereits bei kleinen Wanderungen in den Hügeln der Midlands unter Atemnot litt.

Mittlerweile hatte Pauls eine Fahrlehrerlizenz erworben und unterrichtete zunächst als Angestellter und dann in seiner eigenen „Beatle (VW-Käfer) School of Motoring" viele Hundert Fahranfänger.

Zeitlebens liebte Pauls Autos, vor allem Oldtimer. Das Foto unten zeigt ihn mit seinem alten Austin Morris, dem einzigen Wertgegenstand, den er bis zu seinem Lebensende behielt.

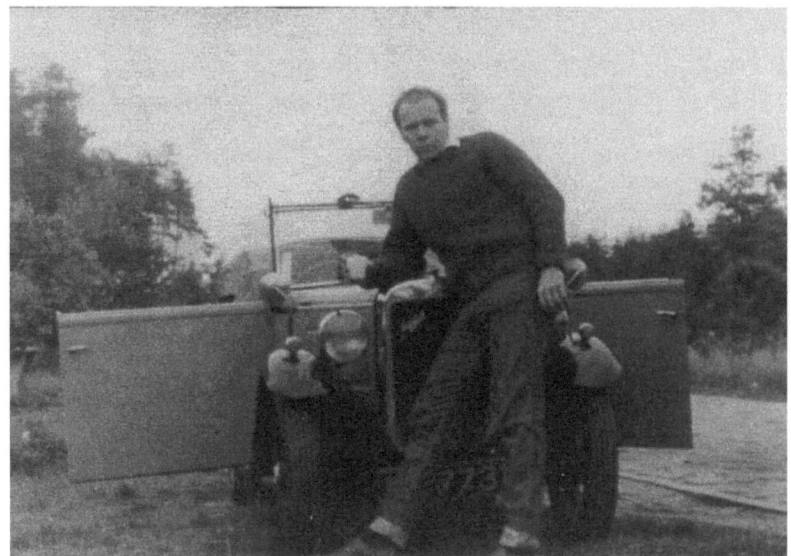

Abb. Arthur Lincoln Pauls mit Auto

Von einer gesundheitlichen Katastrophe zur nächsten eilend suchte er Hilfe bei den unterschiedlichsten Heilverfahren. „Macrobiotics, raw Food, Veganism, Bach Flower, Homeopathy, Radionics... you name it...". Auf der Suche nach Hilfe für sich selbst und für seine Judo-Schüler lernte Pauls die Osteopathie und die Eigenurintherapie kennen. Die osteopathischen Behandlungen taten ihm sehr gut. Am hilfreichsten für ihn selbst war allerdings die Eigenurintherapie. Sein Osteopath, dem er schon viele Patienten geschickt hatte, riet ihm eines Tages, selber die Ausbildung zu beginnen um seine Schüler behandeln zu können. „Da fiel bei mir irgendwie der Groschen....".

Die Anfänge der Ortho-Bionomy®

1972 begann Arthur Pauls in London seine Osteopathie-Ausbildung, die er 1974 mit dem Diplom (DO) abschloss. Inhalt seiner Diplomarbeit war der Versuch, die verschiedenen Behandlungsebenen der Osteopathie in einer Interpretation aufeinander aufbauender Ebenen reflektorischer Therapie zu ordnen - als „Phased Reflex Techniques".

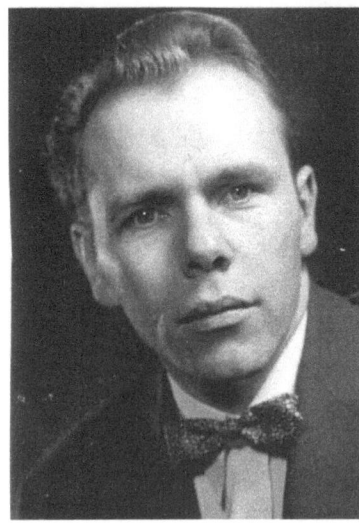

Abb. der Osteopath

Gegen Ende seiner Ausbildung hörte Arthur Pauls, der sich mit den kräftigen Impulstraktionstechniken, dem „Einrenken" nie so wohl gefühlt hatte, durch eine Vertretungslehrkraft erstmals von den Positionierungstechniken des amerikanischen Osteopathen Dr. Lawrence Jones. Begeistert von diesem Arbeitsansatz, führte er die Überlegungen von Jones fort, erweiterte sie und fand so zu einem eigenen Arbeitskonzept. Viele Jahre später besuchte Arthur Pauls Lawrence Jones, stellte ihm seine Neuerungen vor und behandelte die Ehefrau

des verehrten Kollegen. Beide fanden leider wenig Gesprächs-
themen auf beruflicher Ebene, tauschten sich jedoch umso vergnüg-
ter ausführlich über alte Autos aus.

Nach seinem inspirierenden Traum über die Phase 7 war Arthur
Pauls klar, dass sich die von ihm gefundene Methode nicht mehr
unter die Osteopathie subsummieren ließ. Mit der weiteren inhaltli-
chen Auseinandersetzung trat der Begriff „Phased Reflex Techniques" immer mehr zurück und wurde durch Ortho-Bionomy® ersetzt.

Arthur Pauls hat in seine Arbeit und seine Forschungen alle Lebenserfahrungen und Kenntnisse einfließen lassen, die er bis dahin erworben hatte. Ungebrochen war sein Interesse an der Urintherapie,
dem Thema seines ersten Buches „Shivampu Kalpa" (1978).

Mit dem Finden des Namens Ortho-Bionomy® reifte 1976 Arthur
Pauls Entschluss, mit einer Vortrags- und Seminarreise durch Kanada und die USA die neuen Gedanken unter die Menschen zu bringen. Die Reise begann im Frühjahr 1976 in Toronto. Das erste Seminar gab er im September 1976 in Kalifornien. In diese Zeit fiel wohl
auch die de facto Trennung von seiner Frau Anne.

Die Haare wurden länger und seither trug Arthur Pauls einen Bart.
Bunte und wilde Hippie-Jahre in Kalifornien und auf Hawaii halfen
ihm zumindest äußerlich, sich endgültig von manchen Konventionen
zu lösen. Der einsame und zum Glück kurzlebige Höhepunkt unkon-
ventionellen Out-of-the-Box Denkens waren die wenigen Wochen, in

denen die kalifornischen Ortho-Bionomy® Enthusiasten darüber nachdachten, ob man die Ortho-Bionomy® nicht zur Kirche erklären sollte. Damit könnte man ganz elegant den gesetzlichen Beschränkungen der Therapiefreiheit entkommen. Arthur Pauls als „Prophet" und dazu Kathy Kain, die spätere Präsidentin der Ortho-Bionomy®

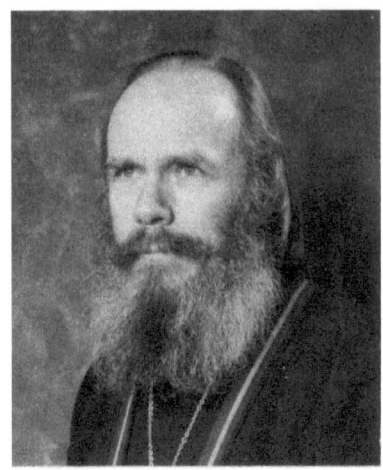 Abb. der „Späthippie"

Gesellschaft der USA, als „erster Erzengel" amüsierten sich eine Weile köstlich mit dieser Scharade. Im Vertrauen, dass sich etwas Gutes auch ohne juristische Schnapsideen durchsetzen werde, wurde die „Kirchen-Idee" aufgegeben und fiel dem verdienten Vergessen anheim. Mit leisem Schauder erinnert sich Michèle Litzisdorf, die als Studentin einige Zeit für Arthur Pauls als Organisatorin jobbte, an diese fröhlich-chaotische Zeit. Neben seiner Haartracht behielt Pauls aus dieser Zeit eine unheilbare Neigung zu bunten Hawaii-Hemden und schlabberigen Indien-Hosen bei.

Nach ihrer Rückkehr in die französische Schweiz lud Michèle Habisreutinger (später Litzisdorf) Arthur Pauls 1981 ein, in die Schweiz zu kommen. Bei seinem ersten Vortrag am 1. Mai in Genf und dem darauffolgenden Seminar lernte ihn Marianne Volery kennen - eine Begegnung von größter Bedeutung für die Ortho-Bionomy® in Europa. Als Übersetzerin, Organisatorin, Öffentlichkeitsverantwortliche und Betreuerin öffnete Marianne Volery Arthur Pauls ab 1981 viele Türen. Mit auf ihre Initiative fanden 1983 die ersten Seminare im Tessin und in Frankreich statt. Die ersten Phase 4 Lehrerinnen, darunter Marianne Volery und Michèle und Sylvia Habisreutinger erhielten ihre Lehreranerkennung im Oktober 1985.

In Deutschland fand im Juli 1987 das erste Seminar mit Marianne Volery in Tübingen statt. Kathy Kain unterrichtete bald darauf die Phase 5 und erst im Herbst 1989 kam Arthur Pauls erstmals nach Deutschland um im Odenwald ein Residential zu leiten. 1990 schuf Marianne Volery das erste Ausbildungsprogramm für Ortho-Bionomy® in Europa und 1992 erschien auf Englisch das erste Fachbuch von Kathy Kain und Jim Berns „Ortho-Bionomy - A Manual of Practice".
Der Ferien-Bauernhof der Familie Habisreutinger - die Mutter und beide Töchter waren Ortho-Bionomy®-Lehrerinnen - in Vuardelaz bei Yverdon im schweizer Jura war für viele Jahre das heimliche Zentrum der Ortho-Bionomy® in Europa. Unter der liebevollen und tole-

ranten Obhut von Mutter Sylvia wurden viele der Ortho-Bionomisten herangebildet, die später eine wichtige Rolle für die Ausbreitung der Methode in ihrer Heimat spielten.

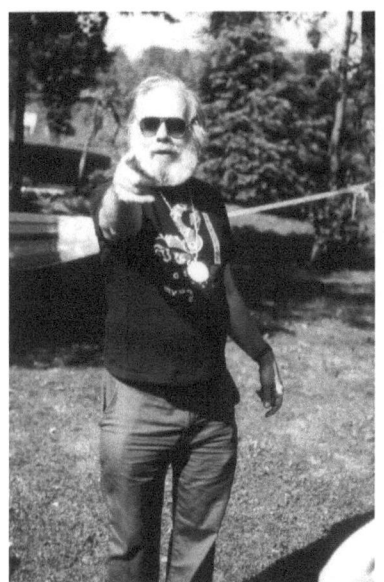 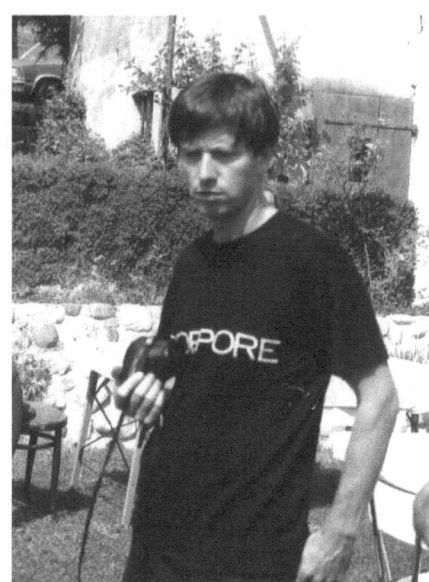

Abb. Arthur Pauls, Klaus Weber, Michèle Habisreutinger

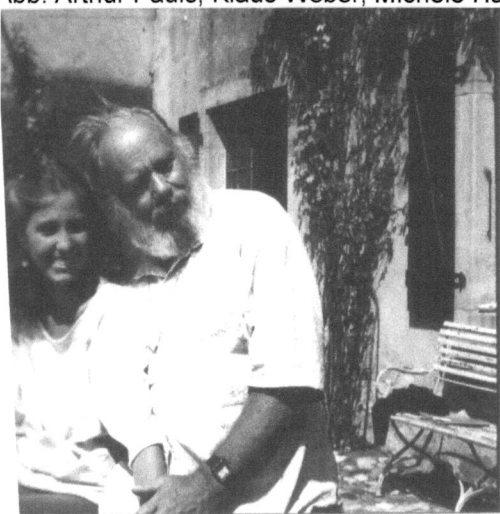

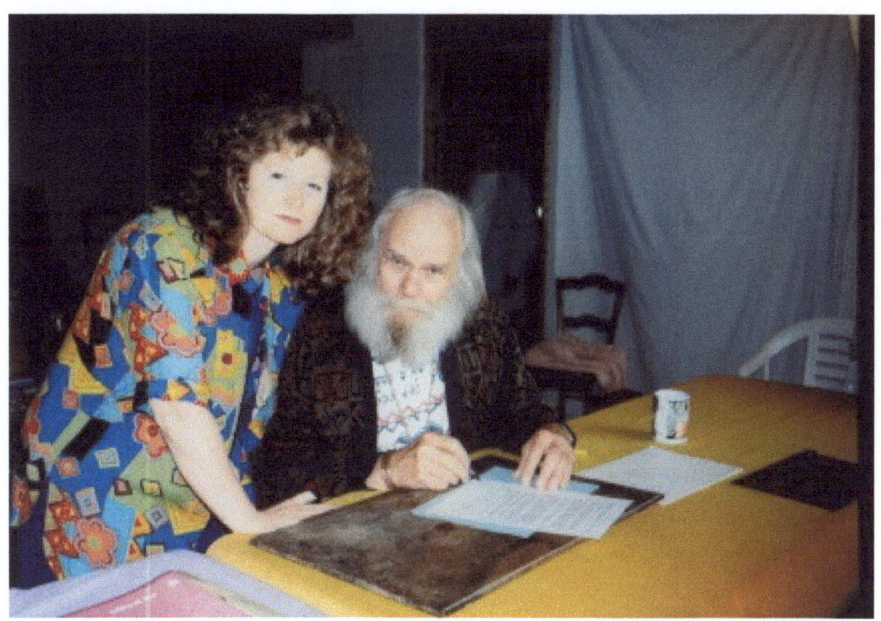

Abb. Arthur Lincoln Pauls und Marianne Volery unterzeichnen die Gründungsurkunde der OBEAT

Am 8.Mai 1994 wurde anlässlich Arthur Lincoln Pauls 65. Geburtstag in Coublanc Frankreich die „European Association of Teachers" gegründet.

Die treibende Kraft hinter diesem multilingualen Mammutwerk war die verdient zur Präsidentin gewählte Marianne Volery. Arthur Pauls wurde zum lebenslangen Ehrenpräsidenten und Odile Ciny die „Secretary", die sich verpflichtete, die folgenden 16 Jahre für die Organisation der Lehrerausbildungsseminare Sorge zu tragen! Ein auf Vuardelaz 1988 gepflanzter Gedenkbaum für die Ortho-Bionomy® ist das Symbol für das Wachsen und Fortbestehen der Methode durch alle Veränderungen der Zeiten.

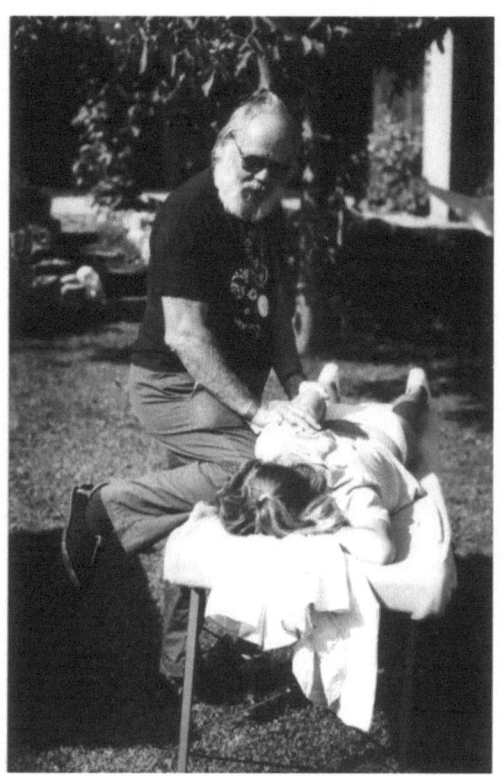

Abb.: Arthur Pauls auf dem Hof Vuardelas

Die 1994 gegründete OBEAT - Ortho-Bionomy® European Association of Teachers hält bis heute als Dachverband der europäischen
Lehrer für Ortho-Bionomy® seit dem Tod von Arthur L. Pauls 1997
die europäischen Namensrechte an dem Begriff. Die OBEAT regelt
u.a. die Behandler- sowie die Lehrerausbildung.

Die SOBY „International Society of Ortho-Bionomy®" übernahm in
den USA Aufgaben wie die OBEAT. Rechtliche Gründe erschwerten
leider die wechselseitige Anerkennung der Kurse. Nach dem Aus-
scheiden von Kathy Kain als Präsidentin der SOBY verringerte sich

der Austausch zwischen beiden Verbänden noch mehr.

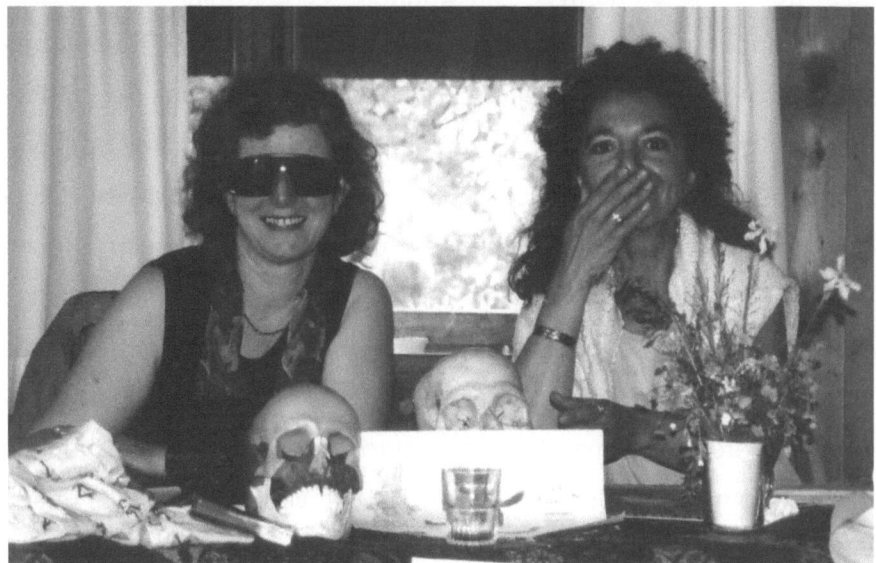

Abb. Marianne Volery (li.) Präsidentin, Odile Ciny (re.) „Secretary"

Im Herbst 1994 gründeten wir, Michaela Wiese und Klaus Weber, das Deutsche Institut für Ortho-Bionomy® in Rottenburg am Neckar. Mit dem Institut schufen wir die Struktur, die es ermöglichte erstmals in Deutschland langfristig die geregelte Vollausbildung zum geprüften Behandler (Practitioner) anzubieten. Mittlerweile hat sich das Kursangebot in Deutschland vervielfacht. Ebenfalls im Herbst 1994 gründeten die ersten Therapeuten die DGOB – die Deutsche Gesellschaft für Ortho-Bionomy®. Michaela Wiese-Weber war die Schatzmeisterin, Klaus Weber erster, Hans Diepold zweiter Vorsitzender.

Das erste deutsche Buch, in dem die Ortho-Bionomy® vorgestellt wurde waren die „Weiche Techniken in der Manuellen Medizin".

Auf Initiative von Michaela Wiese erschien 2001 unser erstes „Lehrbuch der Ortho-Bionomy® " im Sonntag Verlag. Mittlerweile haben wir mit anderen weit über 100 Fachartikel geschrieben, Themenbroschüren verfasst und weitere Bücher zum Thema der Ortho-Bionomy® herausgebracht: „Kraniosakrale Therapie" bei Springer, „Dynamische und energetische Techniken" bei Hippokrates, „Rückenschmerzen verstehen, behandeln und vorbeugen" beim Pflaum-Verlag und „Chakren – Quellen des Selbst" im Selbstverlag. Unser neuestes Projekt ist „Einfach Frau sein – genussvoll leben ohne Schmerz", das wieder im Pflaum-Verlag erschienen ist. Eine besondere Karriere genommen hat die „Neurolymphatische Reflextherapie nach Chapman und Goodheart", die 2018 in vierter Auflage im dritten Verlag - jetzt Thieme – erscheint und mittlerweile schon auf Russisch und Japanisch erschienen ist.

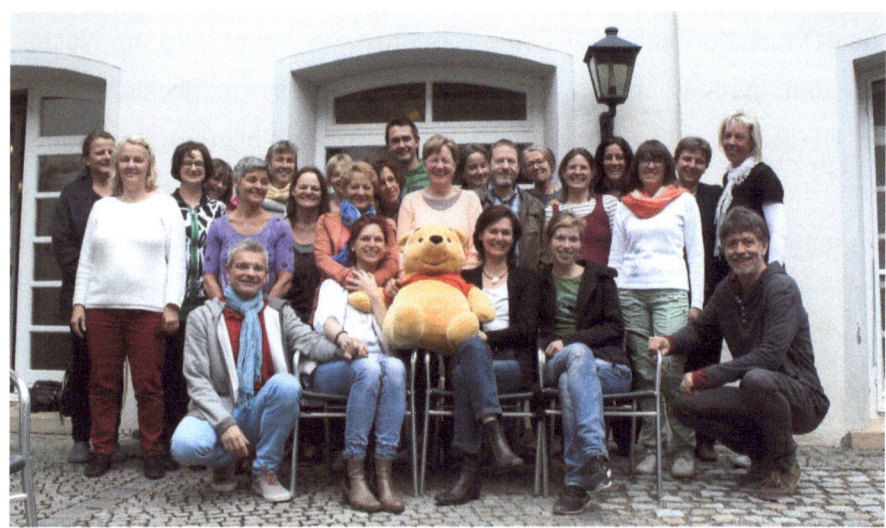

Abb. Residentialteilnehmerinnen in Hechingen

Nach Jahren einer heimatlosen unsteten Reise- und Lehrtätigkeit fand Arthur Pauls ab 1991 in dem winzigen Örtchen Coublanc, im Haus seiner neuen Lebenspartnerin Odile Ciny erstmals wieder einen Heimat-, Anker- und Ruhepunkt. Odile Ciny war für Arthur Pauls auf vielen Ebenen „the best thing that happened to me in my life."

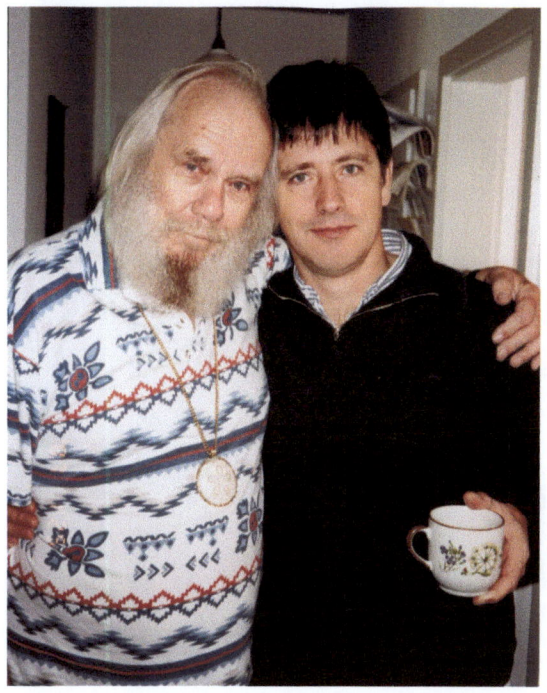

Abb. Arthur Lincoln Pauls mit Klaus G. Weber

Zwischen 1992 und 1997 vertiefte sich unser Austausch dank der vielen Seminare, für die Arthur Pauls nach Rottenburg kam. Da war Zeit Fragen zu stellen, zu diskutieren und sich abends im Familienkreis zu entspannen.

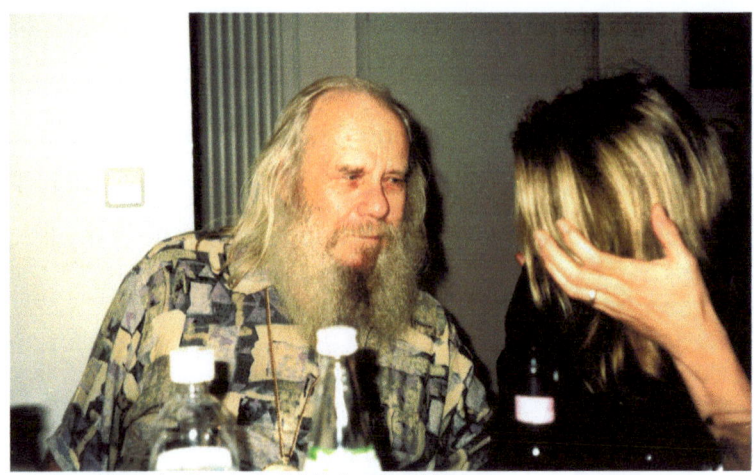

Abb. Arthur Lincoln Pauls mit Michaela Wiese

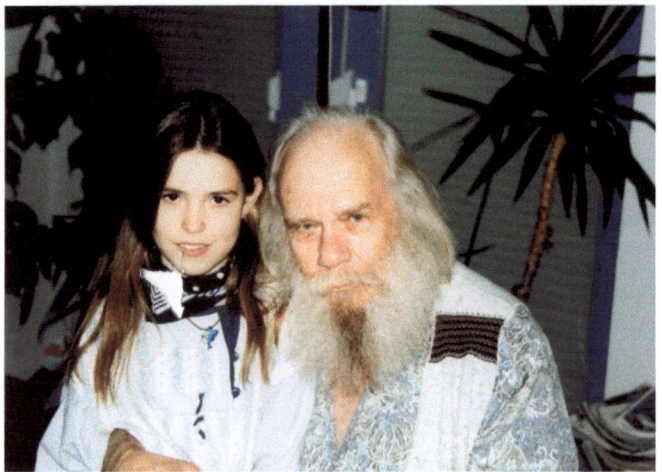

Abb. Arthur Lincoln Pauls mit unserer Tochter Hannah

Eine ganz besondere Beziehung hatte Arthur Pauls immer zu Kindern. Von ihm ganz existentiell wahr- und ernstgenommen, spürten das die Kinder und vertrauten ihm. Wo wir uns den Mund fusselig geredet hätten wurden seine therapeutischen Ratschläge von unserer Tochter Hannah strikt und konsequent befolgt.

Das völlig unerwartet letzte Mal sahen wir uns wenige Tage vor Arthurs Tod anlässlich eines Lehrerausbildungsseminars in Frankreich, an dem wir teilnahmen - Michaela als Lehrerkandidatin und ich als Übersetzer, Assistent und eine Art Hausarzt.

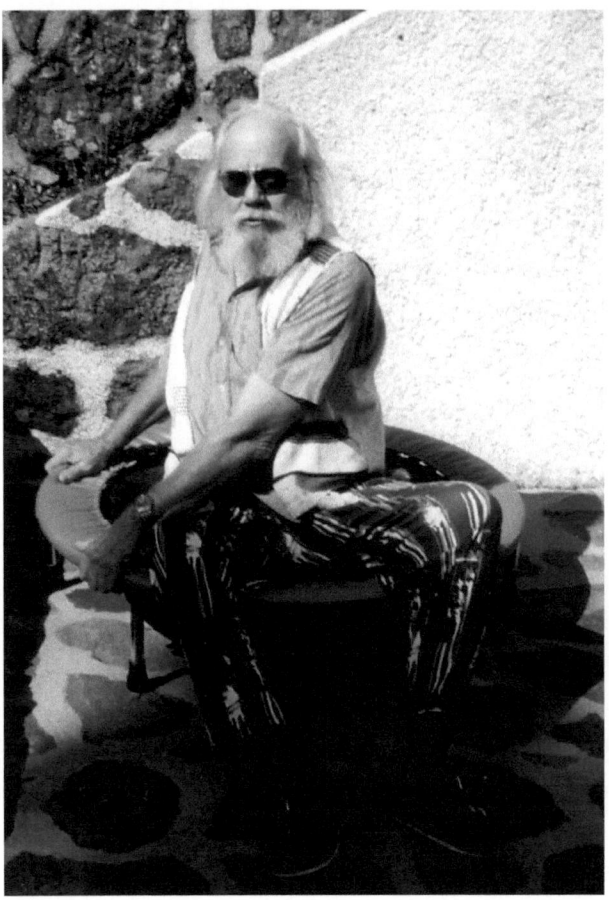

Abb.: Arthur Lincoln Pauls 6 Tage vor seinem Tod: Cool bei Self-Care Experimenten auf dem Mini-Trampolin

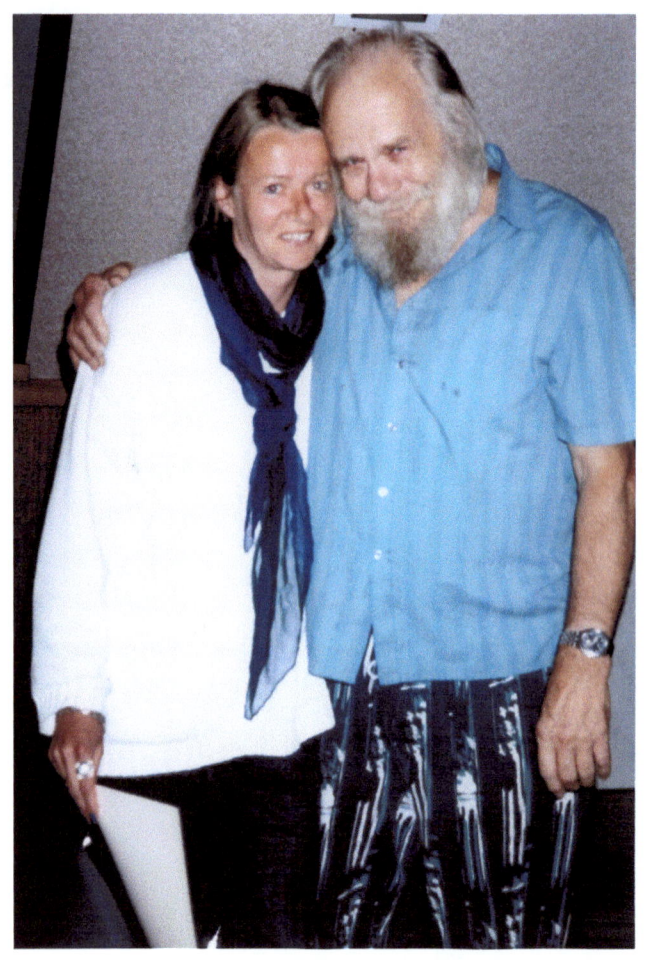

Abb. Arthur Lincoln Pauls sehr gerührt mit Michaela Wiese nach Überreichen des Lehrerzertifikats am 16. August 1997

Am 21.8.1997 verstarb Arthur Lincoln Pauls so wie er es sich gewünscht hatte - während eines Residentials in der Auvergne. Er, der materielle Armut von Kindheit an kannte und fürchtete, hatte immer alles Geld weggeben, das er verdient hatte.

Er hinterließ materiell einige Fotoalben, seine Puuh-Bär Sammlung, den alten geliebten fahruntüchtigen Morgan in der Garage in London und nur soviel Bargeld, wie seine Beerdigung kostete.

Während des Lehrerseminars legte er uns im kleinen Kreis noch kurz vor seinem Tod Tarot-Karten. Auf unsere Frage hin, warum er keine Karte für sich selber ziehe antwortete er sehr ernst: „Nicht ich bin wichtig, die Ortho-Bionomy® ist wichtig." Arthur Lincoln Pauls hinterließ uns allen seinen größten Schatz, sein schönstes Geschenk, die Ortho-Bionomy®.

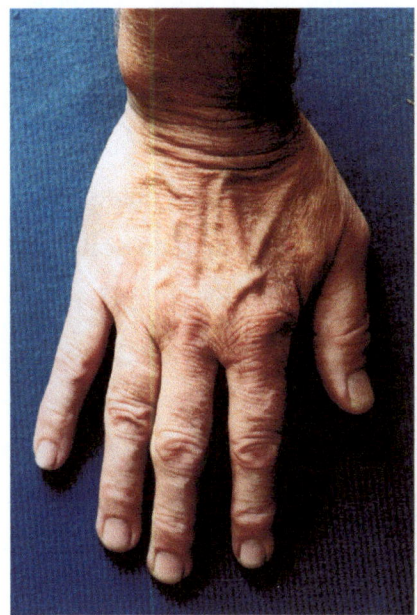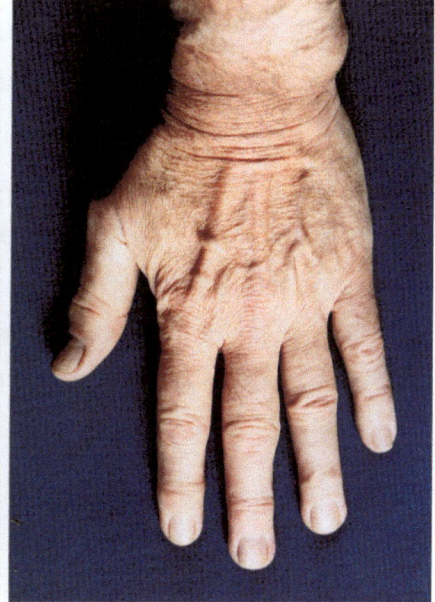

Abb. Arthur Lincoln Pauls kundige Hände

Erleben, Motivationen und Inspiration

Mit Blick auf seine Lebensgeschichte entdecken wir immer wieder prägende Motive für Arthur Pauls späteres Erleben und sein Verständnis der Wirklichkeit - im umfassendsten Sinne. Nicht theoretisch, sondern ganz aus dem eigenen Erleben heraus entfaltete Arthur Pauls sein Verständnis der Ortho-Bionomy®, die er, wie er immer betonte, nicht erfunden, sondern „nur" gefunden hatte. Auf die Regeln des Lebens hat ihn sein Leben gestoßen mit all den Erfahrungen und Themen, die für die Ortho-Bionomy® so wichtig geworden sind. Das Außergewöhnliche an Arthur Pauls waren seine Bereitschaft und Offenheit, mit denen er seine keineswegs einzigartigen Erfahrungen betrachtete. Anders als andere, die Ähnliches erlebt haben, ließ er sich in genialer „Naivität" vom Erlebten ergreifen. Er spürte mit inspirierter Gewissheit, wenn er auf etwas Wichtiges gestoßen war und hatte den Mut seiner „Wahr"-Nehmung zu vertrauen. Voll Stolz nannte er sich „The First Fool of Ortho-Bionomy®" ein Titel, mit dem er auf den Narren im Tarot hinwies.

Konsequenterweise erklärte Pauls Puuh den Bären zum Chefphilosophen der Ortho-Bionomy®. Bereits in der ersten Pu-Geschichte taucht ein Motiv auf, das nur zu gut zu Arthur Pauls eigenen Lebenserfahrungen passt. Puuh wird von Christopher Robin am Bein die Treppe hinuntergeschleift und sinniert, während sein Kopf an jeder Stufe erneut aufschlägt: "Es muss doch noch eine andere Art geben, die Treppe hinunter zu gehen."

Ja, Arthur Pauls hoffte unbeirrt darauf, dass es doch eine andere Art geben müsse zu leben, als unter immer neuen Schmerzen, in Not, Freudlosigkeit und als Außenseiter. Dazu musste er selbst und müssen heute wir oft die gewohnten Denkrahmen verlassen. Es nützt nichts, sich immer wieder auf die gleiche Art und Weise eine blutige Nase zu holen. Neue Wege auszuprobieren ist sinnvoller. "**Why try the impossible, when there are thousands of possibilities!**" (A. Pauls) Warum das Unmögliche versuchen, wenn es doch tausende anderer Möglichkeiten gibt!

Der Hunger und die bittere Armut der frühesten Kindheit alleine hätten einen Menschen brechen und mutlos machen können. Als Sohn eines Wanderarbeiters gehörte Arthur nicht nur in der Schule zur untersten Stufe der sozialen Leiter. Als sozialer Underdog musste er manche Demütigung erfahren. Erschwerend kam hinzu, dass seine Familie als Mennoniten oft als „Deutsche" und damit als potentiell feindliche Ausländer angesehen wurden. Endlose Prügeleien, die der Junge hasste, waren die Folge. Meist war Arthur der Empfänger der Prügel. „Vielleicht habe ich einen so kräftigen Körper entwickelt, weil ich mich nicht mehr herumstoßen lassen wollte" meinte er viele Jahrzehnte später. Freiheit, Anerkennung, Lebendigsein und Stärkung seines Selbstwertes hat er als Kind - wenn überhaupt – nur auf geistiger Ebene erleben dürfen. Man spürt die Freude und den Trost, wenn er in seinen Lebenserinnerungen von Lehrern berichtet, die seine musischen Neigungen anerkannten, würdigten und der Klasse seine Gedichte vorlasen. Wie schrecklich er darunter litt Außenseiter

zu sein, bringt das 8. Handicap zum Ausdruck, an dem alle Bemühungen sich geistig und emotional zu befreien zu scheitern drohen:
Der übermächtige Wunsch dazuzugehören, „popular", also beliebt zu
sein. Seine tiefste und ihn immer wieder erschütternde Sehnsucht
war die Hoffnung auf „unconditional love", eine bedingungslose Zuwendung, die als innere Grundhaltung zum Kernpunkt Ortho-
Bionomy® werden sollte.

Die Handicaps (siehe Seite 45), die Arthur als die wesentlichen Hindernisse auf dem Weg zur Entfaltung unseres Selbst beschreibt,
kannte er sattsam aus eigenem Erleben. So dünn besiedelt und weit
das karge Prärieland auch sein mochte, zwischenmenschlich
herrschte im immer schon konservativen Mittelwesten Kanadas vor
dem zweiten Weltkrieg eine bedrückende religiöse, moralische und
intellektuelle Enge. Selbst heute gibt die aktuelle Homepage von
Pauls Geburtsort Laird völlig unbefangen Zeugnis ab von einem Le-
bensgefühl, in dem das Gemeinschaftsgefühl alles andere dominiert.
Eine enge soziale Einbindung - für den einen eine Quelle der Gebor-
genheit - und für andere die damit verbundene gesellschaftliche Kontrolle sind so selbstverständlich, dass kein anderer Akzent daneben
gestellt wird. Folgerichtig wirbt das Dorf auf seiner Homepage:
„Laird, die Gemeinde, die gemeinsam an einem Strang zieht. Unsere
Kriminalitätsrate liegt bei 0% und die Quote der ehrenamtlichen Mitarbeit bei 100% ....".
Die Nachbardörfer mit den deutschen Namen Waldheim, Tiefengrund und Neubeginn erinnern ebenso wie der Pferdepflug auf dem

Ortsschild von Laird an die mennonitischen Siedler, die nicht zuletzt dank ihrer strengen Normen und Verhaltensregeln gemeinsam die Widrigkeiten des Siedlerlebens überstehen konnten. Nicht auf eigene Bedürfnisse zu hören, die Wahrnehmung der eigenen physischen und psychischen Belastungsgrenzen zu missachten, alle Autorität über das Fühlen und Denken den Eltern, der Schule, der Religionsgemeinschaft zu überlassen, das war im sozialen Umfeld der Kindheit Arthur Pauls selbstverständlich.

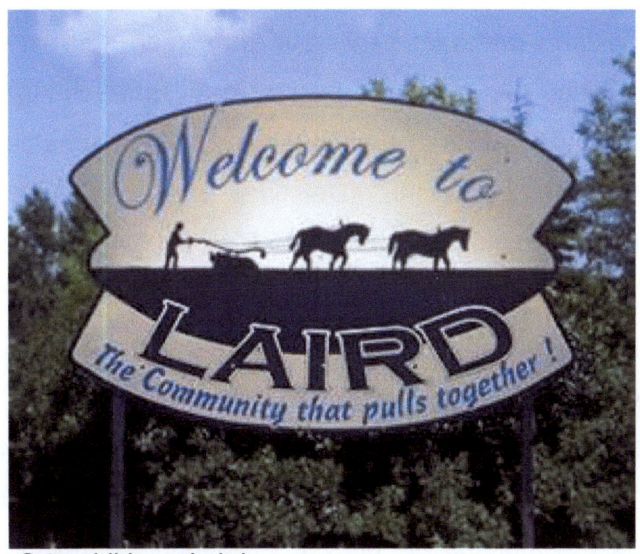

Abb. Ortsschild von Laird

Viele Jahre später musste Pauls während und nach dem Osteopathie-Studium entdecken, dass geistige Enge auch in modernen Großstädten zuhause ist. In der klinisch-wissenschaftlichen und sogar in der komplementärmedizinischen Wissensvermittlung durften nur die „Wahrheiten" gelten, die der jeweiligen Konvention entsprachen. Der Blick über den konventionellen Tellerrand störte, beunruhigte, war verpönt. Alles was inhaltlich nicht ins jeweilige Denksystem passte wurde automatisch als unwissenschaftlich und damit letztlich als nichtexistent definiert.

Wie befreiend und bereichernd muss ab 1974 die geistige Aufbruchstimmung in Kalifornien auf Arthur Pauls gewirkt haben. Institutionen wie dem Esalen-Institut und seinem Programm hat er sicher mit ganzem Herzen zugestimmt. „Das Esalen-Institut existiert, um die harmonische Entwicklung der ganzen Person zu fördern. Es ist eine lernende Einrichtung, die sich der beständigen Erforschung des menschlichen Potentials widmet und religiösen, wissenschaftlichen und anderen Dogmen widersteht." (Definition eines der Gründer). Hier kommen wir dem Untertitel der Ortho-Bionomy®, „the evolvement of the original concept", der Entfaltung des inneren Potentials, schon sehr nah.

Über seine Erfahrung der Phase 7 eingebettet in eine Zeit der explosionsartigen Entfaltung der Humanwissenschaften, von der Biologie, Medizin über die Psychologie bis hin zur Philosophie entfaltete Arthur Pauls ein Arbeitskonzept, das mit sparsamster theoretischer Unterbauung in die Praxis umsetzte, was vielerorts revolutionär gedacht wurde. Wegweisend für unsere Praxis sind seine Gedanken über die kreative Spannung zwischen der inneren Landkarte des bisher gesicherten „Wissens" als Ausgangspunkt und Orientierungshilfe im Verhältnis zur großen Vielfalt der umfassenden Wirklichkeit.

Fokus und Timing, der Einfluss unserer Wahrnehmung auf die eigene Wirklichkeit, das Sein unserer Patienten durch unsere definierte Motivation und Fokussierung, die Wahl der Behandlungsebenen, all diese Wirklichkeiten lassen sich nicht wiegen oder messen. Sie sind trotzdem real und haben konkret Auswirkungen auf unsere Behandlungen.

Als Fahrlehrer übte Pauls die Fokussierung auf den Schüler, das Mitschwingen, die Antizipation von Unsicherheit und Stress im Gegenüber und das gleichzeitige Weitwerden des Off-Fokus auf das Wahrnehmen der Gesamtheit der Verkehrssituation. Jahrzehnte später meinte er stolz, dass seine Ortho-Bionomy®-Seminarteilnehmer nach ihrer Ausbildung bessere Autofahrer seien als vorher. „Nicht weil sie das Autofahren mit mir geübt hätten, nein, weil ihre entspannte Aufmerksamkeit und Achtsamkeit wach und gesteigert ist."

Eine große Liebe und eine große Befriedigung waren Pauls die asiatischen Kampfkünste, speziell die Praxis des Judo, in dem er den 4. Dan-Grad erreichte. Zu unserer „Ausbildung" gehörten Abende in Vuardelaz, an denen wir Filme wie „The silent Flute" anschauten, in dem David Carradine einen blinden Kung-Fu-Mönch spielte. Unvergesslich war Pauls sein Zusammentreffen mit dem viel jüngeren Peter Ralston, dem ersten Nichtchinesen, der Weltmeister im Vollkontaktkampf geworden war. „Seine Bewegungen waren einfach, gelassen, sparsam, seine Energie präsent und ungeheuer rezeptiv, so dass er immer wusste, was und wohin ich wollte." Die innere Nähe und energetische Verwandtschaft beider Kampfkünstler zeigten die späteren Jahre. Heute ist Ralston vor allem als Bewusstheitslehrer tätig. In seinem Buch „Transcending the Self" werden viele Herausforderungen angesprochen, die genauso für die Ortho-Bionomy® zentrale Fragen darstellen. Was in unserer Wahrnehmung ist wirklich? Wie steht es um das Verhältnis von eigenem Erleben und konventionellem Denken und unserer Wirklichkeitskonstruktion? Was liegt der Angst zugrunde? Welche Bedeutung hat die Wahrnehmung? Was sind Emotionen? Das Konzept der Verwirrung und vieles mehr finden wir sehr klug ausgeführt und in Übungen eingebettet bei Ralston wie bei Pauls.

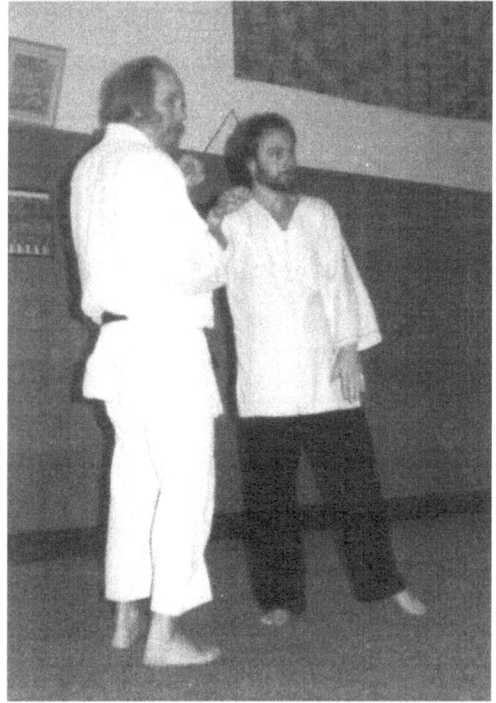

Abb. Arthur Pauls mit Peter Ralston

Die Handlungsmaximen des Judo und das asiatische Energieverständnis gehören untrennbar zur Ortho-Bionomy®. Die Impulse des
Gegenübers aufzunehmen, sie zu nutzen, das Timing, das gehört
zum Kern der Ortho-Bionomy® wie die Beschäftigung mit dem Qi,
den Chakren, der Aura. Ohne all das wäre die Ortho-Bionomy® um
ganze Handlungsebenen ärmer.

So viel Arthur Pauls die eigene Lebenserfahrung beim Entdecken
und Entfalten der Ortho-Bionomy® genützt haben mag, er war sich
des „Unbekannten" bewusst, einer uns nicht willentlich zugänglichen
Quelle der Inspiration. Nur aus echter Inspiration lässt sich Pauls
Entdeckung der Stimmung und Struktur der Phase 5 und der Phase
6 Reflexe erklären.

1995 kam es in Zelata nahe von Mailand zu einem denkwürdigen
Ereignis. Während sich die europäischen Ortho-Bionomy®-Lehrer
viersprachig durch den Entwurf der zukünftigen gemeinsamen Aus-
bildungsrichtlinien quälten, döste Pauls gelangweilt auf einem Sofa
fernab der Runde. Wir hatten uns gerade erleichtert geeinigt, die
Phase 6 Reflexe nicht ins Pflichtprogramm aufzunehmen, da hob
Arthur den Kopf. „Was habt ihr gerade entschieden? Nein! Die Phase
6 Reflexe müssen ins Programm!" „Wie sollen wir die denn unterrichten?" „Keine Ahnung...", damit sank er erschöpft wieder ins Polster
zurück und wir schauten uns rätselnd an. In dieser frühen Phase der
Entwicklung waren Inhalte und Didaktik, geschweige denn der Sinn
und Zweck der Reflexe uns allen höchst unklar. Der Chef hatte so

entschieden. Also was blieb uns übrig? Wir mussten uns selber auf den langen Weg der Suche machen, auf die Suche nach einem besseren Verständnis dessen, was Arthur entdeckt, aber bis dahin leider nur in ersten Umrissen vage weiterzugeben vermocht hatte. Das war für uns wichtiger Ansporn und eine gute Lehre zugleich.

Wie beim Begründer selbst wuchs im Laufe der Jahre langsam unser Verständnis der Regeln des Lebens. Als Ortho-Bionomy®-Lehrer fanden wir neues Altes - bisher nicht Wahrgenommenes - am Wegesrand des Lebens im privaten Alltag, bei der Arbeit mit Patienten, beim Unterrichten unserer Kursteilnehmer und im Austausch miteinander. Manchmal fiel einfach endlich der Groschen und einige Male gab es vielleicht sogar Momente der Inspiration.

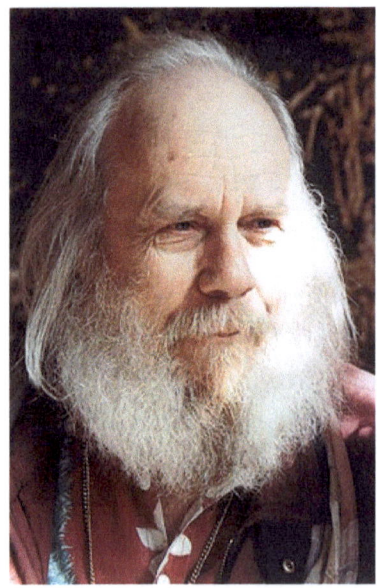

Abb. Arthur Lincoln Pauls

8 Handicaps auf dem Weg zur Entfaltung

Arthur Pauls wusste aus eigener Erfahrung wie Mangelernährung, Infektionskrankheiten und Unfälle das Leben gefährden.

Was unsere Zukunftsaussichten anbelangt hatte er eine recht nüchterne und ironische Sichtweise der Dinge. „80% der Menschen werden an fünf Krankheitsarten sterben: 1. Herzkreislauferkrankungen, 2. Arthritis, rheumatische und Autoimmunkrankheiten, 3. Krebs, 4. Stoffwechselstörungen wie Diabetes und 5. neurodegenerative Erkrankungen. Sucht Euch aus, was Euch erwischt!"

Mehr als die harten medizinisch fassbaren Risiken und Einschränkungen beschäftigten Arthur Pauls Widrigkeiten auf sozialer und psychologischer Ebene, die er ebenfalls aus eigener Erfahrung gut kannte. Es sind die von ihm benannten 8 Handicaps, die uns daran hindern uns als Person frei zu entfalten. Diese Hindernisse nehmen Einfluss auf unsere körperliche, soziale und psychische Entwicklung. Jedes Handicap steht für sich. Sie wirken zugleich mit den anderen zusammen und verstärken jeweils die Wirkung der anderen Handicaps.

Direkte Zitate von Arthur Pauls haben wir in diesem Abschnitt durch Anführungszeichen gekennzeichnet.

Handicap 1: Unkenntnis der eigenen Grenzen und Bedürfnisse oder die Unfähigkeit diese wahrzunehmen und ernst zu nehmen

Mit der Ortho-Bionomy® schulen wir die Selbstwahrnehmung unserer Patienten und uns selbst zu spüren, was uns guttut und was uns belastet. Je früher wir eine Anstrengung oder drohende Überforderung registrieren, desto besser können wir mit der Belastung umgehen. Ich kann eine Pause machen, die Arbeitshaltung ändern, mit meiner Umgebung andere Vereinbarungen treffen und vieles andere mehr. Uns gelingt es nicht immer sofort eine bessere Lösung zu finden. Das ist normal und braucht uns nicht zu entmutigen. Wichtig ist die Bereitschaft neue Möglichkeiten überhaupt in Erwägung zu ziehen. Wieder einmal ist Puuh der Bär unser Vorbild. Sein Besitzer, Christopher Robin, zieht ihn immer am Fuß die Treppe hinunter. Jedes Mal wenn er sich aufs Neue den Kopf anschlug, grübelte Puuh: „Es muss doch eine andere Möglichkeit geben, die Treppe hinunter zu gehen."

„Würde ich meine Grenzen kennen, würde ich nicht verunfallen, mich überfordern. ... Was können wir also tun, Du und ich, auf unserem ureigensten Weg zu unserer Wirklichkeit? Ich kann mein eigener Freund werden, über meine eigenen Späße lachen, über meine Torheiten weinen, von denen es viele gegeben hat und mir vergeben für die vielen Male, die ich meine Grenzen überschritten habe und mei-

nen Körper oder andere angeschuldigt habe für meine selbstge-
schaffenen destruktiven Muster und Gewohnheiten."

Handicap 2: Das Wohlwollen, die guten Absichten der Eltern

„Die Eltern wollten unser Bestes und als Eltern wollen wir das Beste
für unsere Kinder. Immer wieder geht es um das Wollen nicht um
das Erkennen der Wirklichkeit ... Eines habe ich gelernt. Man kann
Kindern nicht beibringen Kinder zu sein - weil sie Kinder sind. Aber
sie können uns lehren ein Elter(nteil) zu sein..."
Ob dieses Handicap noch überall die gleiche Bedeutung besitzt wie
zu Arthur Pauls Kindertagen ist schwer zu sagen. Das Handicap
zeigt sich auf recht unterschiedliche Art und Weise. In vorwiegend
leistungsorientierten, traditionellen oder von engen religiösen Normen geprägten sozialen Gruppen bestimmen die Eltern die Lebens-
weise und Zukunftsentscheidungen ihrer Kinder bis hin zur Partner-
wahl. Beispiele sind die Erwartungshaltung beim Besuch weiterfüh-
render Schulen, die sozial angesehene Berufswahl, der Wunsch
nach der Nachfolge auf dem Hof und im eigenen Unternehmen, die
arrangierte oder gar die Zwangsverheiratung. Die subjektiv aus El-
ternsicht besten Absichten berücksichtigen weniger die Interessen
und Begabungen der Kinder als die Wünsche der Eltern. Leider lau-
fen wir Gefahr bei den eigenen Kindern vieles von dem weiterzugeben, was wir selber als Kinder erlebt haben.

Handicap 3: Die Religion

" Muss ich mich schuldig fühlen oder Ängste entwickeln, die ich nie bekommen hätte, wenn man mich nicht als Kind damit gefüttert hätte?" Moralische Normen und Sozialverhalten, die früher sinnvoll waren, werden in andere Lebensverhältnisse tradiert und sinnlos weitergegeben. Vorstellungen von Sünde, Schlechtigkeit, Selbstentwertung und Scham lähmen und behindern die Selbstentfaltung.

Handicap 4: Die Erziehung

„Wir werden erzogen nach dem Stand des akzeptierten Wissens - orthodox." Mit diesem Handicap fasste Arthur Pauls Erziehungseinflüsse zusammen, die über das Elternhaus hinausgehen: die erweiterte Familie, die religiöse Gemeinde mit Jugendgruppen, die Schule, die Ausbildung, das soziale Umfeld am Wohnort und an der Arbeitsstätte, in Vereinen und Peer-Groups.

Handicap 5: Übertragung der Verantwortung für das eigene Leben auf Dritte, Regierung, Parteien, religiöse Gruppierungen

"Einmal kam ein verzweifelter Patient. „Ich bin ein Mann, der keine Wahl hat." Ich antwortete ihm mit Schmunzeln „Ah, Sie sind ein Mann, der beschlossen hat, keine Wahl zu haben." Und in seiner

Aura verschwand die Härte, sie wurde weich als er sich eingestand wie er so geworden war ... auf Grund seiner eigenen Entscheidung!"

Vermeintlich übermächtige soziale Normen und Sachzwänge können so sehr lähmen, dass wir die kleinen Nischen und Ressourcen für unsere persönliche Entfaltung nicht mehr erkennen können. Wir überlassen dann alle Entscheidungen „denen da oben." Bereits kleine erste Schritte zur eigenen Entscheidung und Entfaltung können befreiend wirken und erste Änderungen bewirken.

Handicap 6: (Geistige) Kontrolle ohne Grenzen: Der Glaube an die Wirklichkeit der Naturwissenschaft, die allein die Wirklichkeit der Welt erklären soll

"Es gibt kein einziges Land, in dem die konventionelle klinische Medizin nicht die Kontrolle darüber ausübt was als Gesundheit angesehen wird und was nicht! Hier haben wir eine Wahl. Entweder können wir Krankheit und Tod studieren oder Gesundheit und Leben..."

Als Arthur Pauls begann, sich mit Krankheit und Gesundheit auseinanderzusetzen spielten Begriffe wie Salutogenese, Ressourcen, Kybernetik oder Resilienz noch keine Rolle. Das ganze medizinische Denken war auf die Pathogenese ausgerichtet. Krankheit und Tod standen im Mittelpunkt und nicht die Ressourcen. Die Möglichkeiten funktioneller Behandlung wurden wenig geschätzt oder sogar negiert.

Handicap 7: Der Mangel an Überzeugung, dass die ersten 6 Handicaps überwindbar sind

"Wir tun was wir tun, weil es genau das ist, was wir tun. Ich erzähle Euch von einem Glauben, den nur wenige von uns in der Geschichte gehabt haben. Den Glauben an uns selbst." Mit der Nennung dieses Handicaps ruft uns Arthur Pauls auf, nicht zu resignieren. Einer seiner Lieblingssätze war: „Warum das Unmögliche versuchen, wo es doch so viele Möglichkeiten gibt."

Handicap 8: Der Wunsch, dazu zu gehören - geliebt zu werden

Dieses Handicap stellte Arthur Pauls ganz bewusst als das letzte vor, da es alle anderen zunichtemachen kann. „Menschen lieben Ordnung und Übersichtlichkeit. Wer alles in die bekannten Kästchen packt ist Mitglied im Kästchenklub, anerkannt und beliebt. Wer vorschlägt statt eckiger Kästchen ovale Behälter zu nutzen wird schnell schief angeschaut. Noch mehr Freiheit in der Bewegung und Gestaltung wird abgelehnt und wir sind außen vor. Nicht populär zu sein ist schwer zu ertragen und braucht viel Mut."

Grundprinzipien und Philosophie der Ortho-Bionomy®

Ein ganz besonderer Moment auf dem Weg des wachsenden Verstehens war das OBEAT Lehrertreffen 2000 in Hadersdorf bei Wien. Damals stellte Alain Bienvenu ein Grundsatzthema im Plenum zur Debatte: Was sind die Grundprinzipien der Ortho-Bionomy® und wie kann man die Kernsätze der ihr zugrundeliegenden Philosophie definieren? 2000 in Österreich und 2001 während des Folgetreffens in der französischen Schweiz sammelte und sortierte Alain Bienvenu die Antworten der Lehrerinnen und Lehrer. Die wichtigste Aussage war damals:

Die Ortho-Bionomy® definiert sich nicht über Techniken, sondern über die Befolgung der Behandlungsprinzipien.

Alain Bienvenu, langjähriger Präsident der französischen Gesellschaft für Ortho-Bionomy®, der Verfasser des ersten Lehrbuchs in französischer Sprache, war einer der markantesten Vertreter der Ortho-Bionomy® in Europa und ein sehr guter Freund von uns. Alain war der erste Lehrer, der noch zu Lebzeiten Arthur Lincoln Pauls Phase 7 Seminare unterrichtete. Wichtiger noch – er erweiterte die Seminare um Inhalte, die heute noch bereichern und erleichterte durch seine Didaktik den Zugang zu diesem herausfordernden Thema. Nach dem allzu frühen Tod Alains im März 2004 stagnierte der Klärungsprozess viele Jahre. Erst 2017 werden die Behandlungsprinzipien etwa so, wie sie heute in Deutschland selbstverständlich

51

sind, in das europaweite Curriculum aufgenommen. Nicht zuletzt um den Entwicklungsprozess bis heute nachvollziehbar zu machen, wollen wir die Sammlung der Auffassungen der bei den beiden Treffen anwesenden Lehrerinnen und Lehrern sowie Alains persönliche Schlussfolgerungen noch einmal übersetzt in deutscher Sprache vorstellen.

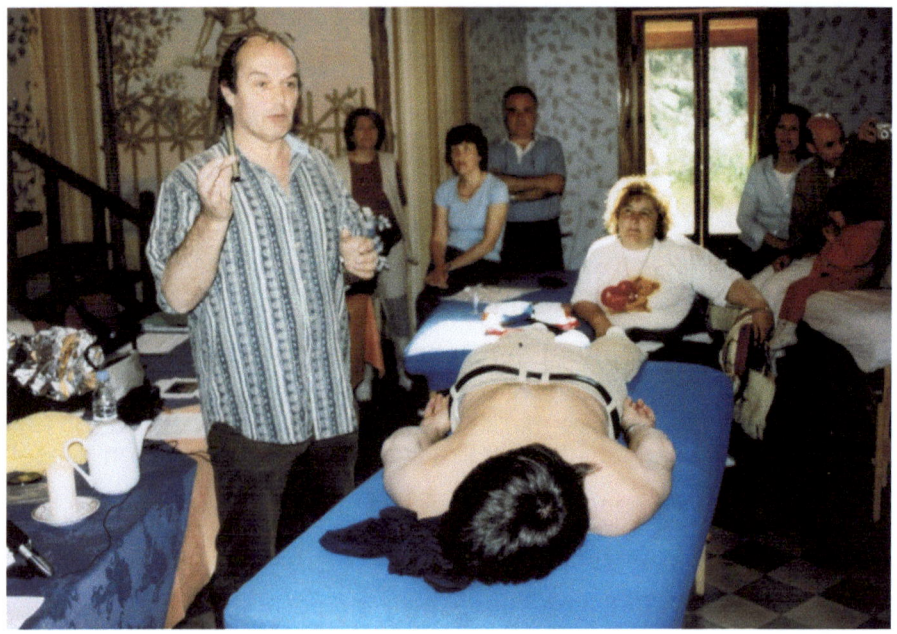

Abb. Alain Bienvenu demonstriert an Klaus G. Weber die Moxabehandlung in der Aura

Die folgenden Texte zur Philosophie und den Prinzipien der Ortho-Bionomy® sowie die Zusammenfassung sind Auszüge aus dem französischen Originaltext von Alain Bienvenu.

1. Wie kann man in wenigen Worten die Philosophie der Ortho-Bionomy® definieren?

Antworten der Lehrer:

- Leben und Leben lassen
- Verbinden der Gegensätze
- Bewegung in (im Fluss der?) der Veränderung
- Der Nicht-Widerstand. Nicht-Agieren.
- Sich weiterentwickeln und die Weiterentwicklung unterstützen
- Präsent sein ohne sich aufzudrängen
- Respekt
- Die Unterschiede akzeptieren
- Sich anpassen
- Übertreiben um etwas wiederzuerkennen
- Freiheit
- Die Intelligenz des Körpers stimulieren
- Einfachheit
- In (mit) Liebe annehmen
- Unsere Verbindung mit dem Universum wiederentdecken
- Praktische Lebensphilosophie
- Bewusstsein/-werden und Handeln

Diese Antworten zeigen, dass die Prinzipien Ortho-Bionomy® aus der Philosophie heraus entstehen!

Der folgende Text stammt von Alain.

Nun möchte ich mein Verständnis der Philosophie der Ortho-Bionomy® vorstellen:

Für mich besteht die Philosophie der Ortho-Bionomy® in der angemessenen korrekten Anwendung der Gesetze des Lebens. Die richtige Anwendung der Gesetze des Lebens setzt, wie uns Arthur gelehrt hat, einen persönlichen Bezug zu, ein persönliches Gespür für diese harmonischen Gesetze voraus (Phase 7).

Aber, wenn wir diese Gesetze weitergeben wollen, müssen wir sie auch auf intellektueller Ebene verstehen und fähig sein, sie klar auszudrücken und zu erläutern, damit unsere Schüler die philosophischen Grundlagen dessen, was wir ihnen im Unterrichten vorstellen, begreifen können.

Ich für meinen Teil definiere diese Gesetze und damit die Philosophie der Ortho-Bionomy® mit zwei Begriffen, die Millionen Jahre der richtigen Anwendung der Lebensgesetze auf der Erde zusammenfassen.

- ANPASSUNG
- EVOLUTION / WEITERENTWICKLUNG

Jedes Lebewesen, das diese Gesetze nicht anwendet verschwindet früher oder später aus dem Fluss des Lebens. Es mangelt in der Evolution des Lebens auf der Erde nicht an Beispielen für das Verschwinden von Arten. Diese Arten sind verschwunden, weil sie sich nicht an eine Änderung des Klimas, der Nahrung, der Beziehungen anzupassen wussten oder vermochten.

Aber Anpassung alleine genügt nicht, um im Fluss des Lebens zu verbleiben, dazu bedarf es unaufhörlicher Evolution einer Weiter-Entwicklung. Jeder Organismus, der stagniert verschwindet im Lauf der Zeit ebenso aus dem Fluss des Lebens.

Um es zusammenzufassen: Die Philosophie der Ortho-Bionomy® verlangt von uns, uns unaufhörlich anzupassen und zugleich weiter-zuentwickeln. Auf diese Weise werden die Gesetze des Lebens richtig angewendet.

2. Wie definiert Ihr die Prinzipien der Ortho-Bionomy®?

- Behaglichkeit
- Das Schema des Ungleichgewichts übertreiben
- Die Wahrnehmungen und Rückmeldungen des Patienten respektieren
- Präsent sein und den Veränderungen den Raum geben von selbst zu kommen
- Mit, niemals an jemandem arbeiten
- Die Selbstkorrekturreflexe des Körpers stimulieren.
- Völliges Vertrauen in die Intelligenz des Körpers haben.
- Ein Minimum an Handlung für ein Maximum an Veränderung – Weniger ist mehr.

Der folgende Text stamm wieder von Alain.

Ich stelle nun meine Sicht der Prinzipien der Ortho-Bionomy® vor, wobei ich mich auf die vorher beschriebenen Grundlagen der Philosophie stütze.

Ein Patient, der unsere Dienste in Anspruch nimmt, erlebt sich immer als außerhalb des harmonischen Flusses des Lebens befindend: Sein Körper, seine Psyche vermochten oder verstanden es nicht sich einer Situation anzupassen und er weiß nicht mehr, wie er mit diesem harmonischen Fluss des Lebens wieder in Kontakt treten kann um eine ausgewogene Funktion wiederzufinden.

1. Prinzip: Sich erneut mit der Anpassung auseinandersetzen, die nicht stattgefunden hat.

Das Mittel zur Umsetzung: Die Selbstkorrekturmechanismen stimulieren durch die Überzeichnung der aus dem Lot geratenen körperlichen und energetischen Muster. Körper oder Energie vermögen dadurch eine Lösung zu finden, die es ihnen ermöglicht, sich mit unserer Unterstützung der Situation anzupassen, die das Ungleichgewicht hervorgerufen hatte.

2. Prinzip: Die Entwicklung unterstützen, um aus dem unausgewogenen Schema zu herauszukommen

Das Mittel zur Umsetzung: Den Patienten auf den Etappen begleiten und unterstützen, die ihn zu mehr Wohlbefinden führen werden: erkennen, annehmen, transformieren und weiterentwickeln. Für mich stellen diese beiden Prinzipien das Fundament der Ortho-Bionomy® dar.

Zusammenfassung

Um die Diskussion auf eine breitere Basis zu stellen, erscheint es mir wichtig zu begreifen, dass die Ortho-Bionomy®, wenn sie im Fluss des Lebens weiter existieren möchte, sich als Methode stetig anpassen und weiterentwickeln muss. Sie muss sich anpassen, wobei sie die neuen Entwicklungen berücksichtigt, die in den künftigen Jahren kommen werden. Schon jetzt ist die Stimmung der 70er und 80er Jahre verflogen, die das Entstehen der Methode unterstützt hat. Heute müssen wir Erklärungen finden, die den 2000er Jahren angepasst sind, um angemessen von der Ortho-Bionomy® zu sprechen. Sie muss sich weiterentwickeln indem sie das Feld der Forschungen und Entwicklungen offen lässt für diejenigen, die die Techniken der Ortho-Bionomy bereichern möchten. Die Methode stagnieren zu lassen, indem man sie einschränkt nur auf die Techniken, die Arthur Pauls hervorgebracht hat, wäre das sichere Ende dieser Arbeit, die wir doch alle fortführen, stärken und verteidigen wollen.

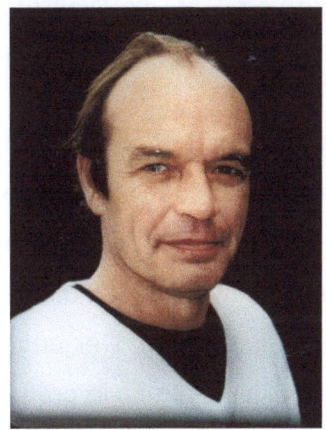

Abb. Alain Bienvenu *1951 +2004

Philosophie und Grundlagen der Ortho-Bionomy®

Die Philosophie

Die Ortho-Bionomy® (aus dem Griechischen in etwa zu übersetzen mit „die Regeln des Lebens befolgen" oder „nach den Regeln des Lebens leben und handeln") hat noch den Untertitel „Evolvement of the original Concept". Auch diese Worte können wir nur ungefähr übersetzen, weil Englisch und Deutsch in ihren Worten nicht immer deckungsgleich sind. Mögliche Übersetzungen wären: „Die Entfaltung unserer ursprünglichen Anlagen." oder „Uns entfalten wie wir gemeint sind."

Wir können die Ortho-Bionomy® erst verstehen, wenn wir uns mit der ihr zugrundeliegenden Philosophie beschäftigen. Was bedeutet für uns Philosophie? Bei Wikipedia finden wir folgende Definition des Begriffs Philosophie: Mit der Philosophie (aus dem Griechischen wörtlich übersetzt „Liebe zur Weisheit") wird versucht, die Welt und die menschliche Existenz zu ergründen, zu deuten und zu verstehen.

Diese Definition brauchen wir, wenn wir die Ortho-Bionomy® in ihrem weitesten Sinne verstehen wollen. Im deutschen Sprachgebrauch hat das Wort Philosophie häufig einen Beigeschmack in Richtung abgehobener, abstrakter und vor allem schwer verständlicher Gedankenspiele, die wenig mit dem Alltag zu tun haben. Der englische Sprachgebrauch des Wortes „Philosophy" scheint uns in größerer Nähe zur ursprünglichen Wortbedeutung zu stehen. „Philosophy" bedeutet hier u.a. die innere Haltung, die Lebenseinstellung eines Menschen und beschreibt den spezifischen Blickwinkel, aus dem heraus er die eigene Wirklichkeitswahrnehmung interpretiert.

Wenn wir alleine die handwerklich-technische Seite der Methode betrachten, ist die Ortho-Bionomy® bereits ein sehr umfassendes Behandlungssystem. Es beruht auf Grundlagen der angewandten funktionellen Anatomie und Physiologie, der Osteopathie und der Physiotherapie. Im energetischen Ansatz finden zusätzlich Konzepte der asiatischen Kampfkünste ihren Platz. Ortho-Bionomy® kann durch die Breite ihrer Methodik erstaunlich viele Facetten des Lebens abdecken. Alle Kenntnis des „Wie der Techniken?" allein verfehlt den Wesenskern der Ortho-Bionomy®. Ortho-Bionomy® wird vor allem und zu allererst durch die innere Einstellung der Handelnden zur Ortho-Bionomy®.

Entscheidend sind für die Ortho-Bionomy® ihre philosophischen Grundlagen. Die Philosophie der Ortho-Bionomy® stellt keineswegs eine rein theoretische Reflexion dar. Es bedarf des Hin-Spürens und Sich-Einlassens mehr als des Nach-Denkens. Es geht um eine praktische Lebensphilosophie, um unsere innere Haltung bei unserer Arbeit, um „unconditional love" oder um das Umgehen mit den Handicaps auf dem Weg der Entfaltung unseres Selbst. Es geht darum, wie wir trotz aller Hindernisse, einmal für uns selbst den Weg zur eigenen Entfaltung finden und anderen helfen können, die für sie angemessenen Wege zu entdecken.

Arthur Pauls hat ein Leben lang gesucht, viel gelesen, unermüdlich experimentiert und sich selber in Frage gestellt, um Ansätze von Antworten zu finden. Er war fasziniert von der Philosophie des Taoismus. Die Idee der Dualität bei gleichzeitiger Nicht-Dualität gab ihm eine geistige Grundlage für die Betrachtung vieler Phänomene, denen er beim Finden der Ortho-Bionomy® begegnete. „Where science ends, Dao begins." „Wo die Wissenschaft endet beginnt das Dao." war eines seiner Lieblingszitate. Nehmen wir uns noch einmal Wikipedia zu Hilfe: Dao, der zentrale Begriff des Taoismus kann als "Weg" oder "Straße" übersetzt werden. Richtiger ist es jedoch das Dao als unübersetzbare Definition eines umfassenden Weltprinzips zu verstehen, das dem Menschen nur rein rational nicht zugänglich ist. Der Mensch soll dieses Prinzip möglichst wenig durch bewusstes Handeln und Streben stören, sondern in intuitiver Weise im Einklang mit diesem Gesetz leben. Dabei spielt der Grundsatz des "Handelns durch Nichthandeln" (wu wei wu) eine entscheidende Rolle. Der Begriff des "Nichthandelns" bedeutet nicht Nichtstun, sondern nicht gegen das Dao, also das Weltprinzip, zu handeln.

Das Dao ist die höchste Wirklichkeit und das höchste Mysterium, die uranfängliche Einheit, das kosmische Gesetz und Absolute. Aus dem Dao entsteht der Kosmos, und auch die Ordnung der Dinge entsteht aus ihm, ähnlich einem Naturgesetz. Dabei ist dem Dao selbst kein

Wesen zuzuschreiben, es ist Ursprung und Vereinigung der Gegensätze, womit es letztlich undefinierbar ist. Das Dao jenseits aller Begrifflichkeit ist der Grund des Seins, die transzendente Ursache und somit alles, auch den Gegensatz von Sein und Nicht-Sein, enthält. In diesem Sinne kann nichts über das Dao ausgesagt werden, weil jede Definition eine Begrenzung enthält.

Das Gedankengebäude und Angebot des Taoismus bot Pauls Analogien für vieles was ihn so sehr beschäftigte. Da ging es ihm um die Grenzen des Verstehens, die Möglichkeiten der Intuition, das Verhältnis von Landkarte (der vereinfachten Abstraktion) zur Wirklichkeit (die aktuelle ganze Wirklichkeit). Die Puuh-Bär-Haltung beim Fragen nach der Wirklichkeit und im Annehmen dessen was einem begegnet selbst wenn man es noch nicht versteht, lag ihm ebenso am Herzen wie das sich Ergreifen-Lassen vom Fluss des Lebens ohne ihm Widerstand entgegen zu stellen. Hierzu erzählte Arthur Pauls gerne die Parabel vom alten Taoisten, welcher immer wieder in einen reißenden Fluss sprang, der direkt hinter der Eintauchstelle in einem riesigen Wasserfall in ein tiefes Becken stürzte. Auf die Frage wie er das überlebe, antwortete der Taoist: „Ich überlasse mich den Strömungen des Flusses und übe, mit ihm Eins zu werden." Wu-Wei-Wu, das "Nichthandeln" bedeutet eben nicht Nichtstun, sondern nicht gegen das Dao zu handeln.

Arthur Pauls eigener Versuch, die Welt und die menschliche Existenz mit Hilfe der Ortho-Bionomy® zu deuten und zu verstehen hat ihren Ausgangspunkt in der Erkenntnis, dass funktionellen und organischen Veränderungen meist eine Art "Verwirrung", ein Verlieren des Eins Seins mit unseren ursprünglichen Anlagen des Original Concept zugrunde liegen müsse. Wir sind dann nicht mehr im Fluss des Seins.

Nach Arthur Pauls war jeder Patient, der zu uns kommt, bis zum Beginn der ersten Symptomatik ohne Probleme in der Lage sich selbst zu organisieren. Symptome sind deswegen keine Krankheit, sondern primär Ausdruck der aktuell möglicherweise überforderten Selbstregulation. Pauls ging es um Fragen wie: Warum kommt es zu unseren Verwirrungen? Was ist die Wirklichkeit unsere inneren Anlagen - eine andere Übersetzung von „Original Concept"? Wie können wir uns selbst und anderen Menschen helfen, die Wirklichkeit im umfassendsten Sinne zu verstehen? Wie und auf welchen Ebenen können wir uns austauschen? Was hilft uns, was bewegt uns? Wie ist es bestellt um das Verhältnis von Subjektivität und Objektivität, um das Verhältnis von dem Ganzen zum Einzelnen?

Ortho-Bionomy® ist ein Verzicht auf „Gewissheiten". Das „Sich-Einlassen" auf die Ortho-Bionomy® stellt für viele Therapeuten die größte Herausforderung dar, sich notwendigerweise von der vermeintlichen Gewissheit „objektiver" Wirkungen einzelner Techniken verabschieden zu müssen. Es ist gerade angesichts unserer therapeutischen Verantwortung schwer, die Gewissheiten der Wissenschaft in ihrem aktuellen Kenntnisstand zu überschreiten. Wir lernen Techniken als Werkzeuge zu begreifen, die nur dann objektiv ange-

messen und wirksam sind, wenn sie subjektiv zu dem jeweils angesprochenen Individuum passen. Die praktische Anwendung der Subjektivität trägt dazu bei, ein in seiner individuellen Wirklichkeit besser
entsprechendes Bild vom Patienten zu gewinnen. Die Umsetzung
wird das Kapitel zur Palpation verdeutlichen.

Gleich ob bei der strukturellen, dynamischen oder energetischen
Arbeit, immer gehört die Bereitschaft dazu, sich persönlich zu hinter-
fragen, sich als Person aus der eigenen Wirklichkeitswahrnehmung
heraus einzubringen und zu akzeptieren, dass es für die Ambivalen-
zen des täglichen Lebens nicht immer Lösungen gibt. Überraschen-
derweise finden sich auch Lösungen, die wir als Therapeuten zunächst nicht zu erkennen und zu verstehen vermögen.

Eine Behandlung wird wirksam durch die therapeutische Begegnung
von Therapeut und Patient, durch die Kommunikation beider Realitä-
ten miteinander auf vielen Ebenen. Die Ortho-Bionomy® ist eine Methode, in der ich mich als Mensch einbringe und die Interaktion zwischen den beiden Subjekten - Therapeut und Patient - wirklich ernst
nehmen muss. Nur so können wir - wiederum subjektiv, aber sehr in
der Wirklichkeit verankert - unsere wechselseitige Kommunikation
möglichst umfassend erfassen und verstehen. Eine authentische und
achtsame Kommunikation macht das Wesen einer guten Behandlung aus. Das werden wir u.a im Kapitel „Energetische Arbeit in der
Interaktion " noch weiter vertiefen.

Die Behandlungsprinzipien

Eine gelungene therapeutische Kommunikation und positive Wechselwirkungen zwischen Therapeut und Patient im Sinne der Ortho-Bionomy® können wir nur erfahren, wenn wir die Behandlungsprinzipien der Ortho-Bionomy® berücksichtigen. Nicht die Technik sondern die Anwendung der Behandlungsregeln definiert die orthobionomische Qualität einer Behandlung, gleich welche Technik wir einsetzen. Die Anwendung der Behandlungsregeln ist die praktische Konsequenz, wie wir „follow the rules of life", die Regeln des Lebens befolgen.

1. Prinzip Absichtslosigkeit – kein Ergebnis vorgeben

Professionell therapeutisch Handelnde neigen durch ihre Ausbildung von Berufs wegen dazu, Krankheiten wegtherapieren zu wollen. Der Patient kommt zudem mit der Erwartung, dass der Therapeut seine Beschwerden möglichst rasch „wegmachen" soll.

Wir sind trainiert, Symptome zu analysieren, sie pathologischen Vorgängen zuzuordnen und dann Gegenstrategien gegen diese Symptome zu entwickeln. Eine „Blockierung" muss doch aufgelöst werden, das Fieber soll sinken und so weiter. Leider werden oft die Symptome mit einer Krankheit gleichgesetzt. In manchen - eher seltenen -

Fällen stimmen beide, das Symptom und der Krankheitskern, im Wesenskern miteinander überein.

Nach einer Platzwunde oder einer Fraktur sind die zu Grunde liegenden Störungen so eng mit der Symptomatik verbunden, dass die Blutstillung oder die Schienung als Techniken der Symptombeseitigung notwendige erste Schritte für die weitere Heilung sind. Von diesem Punkt an ist jedoch vor allem die gelingende Selbstregulation entscheidend. Sobald Komplikationen wie Wundheilungsstörungen hinzukommen verändert sich die Situation. Die Krankheit ist nicht die Fraktur, sondern die Wundheilungsstörung. Die örtliche Situation allein genügt nicht um das Geschehen zu verstehen. Was stört vor Ort, was verwirrt das Ganze?

Wie bereits mehrfach erwähnt sind Symptome, vor allem wenn es um funktionelle Erkrankungen geht, in erster Linie Ausdruck einer normalen Selbstregulation und weniger das primäre Zeichen einer pathologischen Entgleisung. Fieber und Entzündung sind eine gesunde Abwehrreaktion des Körpers. Sogenannte „Blockierungen", definiert als verringertes Gelenkspiel in Gelenken, sind in der Regel normale Stabilisierungsmaßnahmen. Die primär gesunde Regulation kann entgleisen, autonom fortbestehen und schließlich mehr belasten als nützen. Die erfolgte Verwirrung führt zum „Symptom". Die jeweilige regulative Sitation, Schutzhalt oder Verwirrung, ist einem Symptom nur in den seltensten Fällen direkt anzusehen.

Welchen Sinn macht es also, in jedem Fall gegen die Selbstregulation, den Selbstschutz anzukämpfen, indem man danach strebt alle Symptome zu beseitigen, die Symptome auf-zu-lösen?

Für ein tieferes Verständnis von Therapie lohnt es sich, wenn wir uns als Grundlage mit den Wortursprüngen beschäftigen.

Therapeut kommt aus dem Griechischen und heißt übersetzt: Wärter, Pfleger. In dem Wort Wärter steckt „warten". Nicht nur Aktivität ist gefragt in dem Prozess der Genesung. Eine ruhige Atmosphäre schafft den Raum für Entspannung, gewährt die „Notwendende" Zeit. Nur wenn der Organismus des Patienten mit unserer Unterstützung von einer sympathischen Stoffwechsellage des Dysstress, der Schmerzen, auf eine parasympathisch geprägte Regulation umschalten kann, ist er in Lage, Belastungen zu verarbeiten, sich zu erholen, zu regenerieren.

Im Wort Pfleger ist das Pflegen enthalten. Beides, warten und pflegen, hat mit Geduld und Begleiten zu tun. Nehmen Sie einen Gärtner. Er kann nicht an der Knospe ziehen damit sie sich schneller entfaltet. Er kann nur geduldig für genügend Wasser sorgen, Schädlinge entfernen und warten bis die Zeit reif ist für die Entfaltung zur Blüte.

Der Therapeut macht nichts „weg", er begleitet seinen Patienten auf dem Weg zur Genesung so wie es Alain Bienvenu als zweites Handlungsprinzip der Ortho-Bionomy® beschrieben hat.

Auch wenn der Wortstamm von Genesung nicht die Genesis ist, so spielt doch beides für das energetische Arbeiten eine Rolle. Sehen wir uns besonders die Genesis einmal näher an. Genesis bedeutet: Werden, Entstehung, Ursprung.

Wir unterstützen unsere Patienten mit den strukturellen, dynamischen und energetischen Techniken der Ortho-Bionomy® dabei, sich so zu entfalten wie sie ursprünglich gemeint sind. Ein Patient braucht und erhält die Zeit und den Raum sich zu entfalten, zu entwickeln. Das strukturelle, dynamische und energetische Arbeiten unterstützt die Genese, die Entfaltung neuer Lösungsansätze. Es führt weg vom Problematisieren des momentanen Endzustandes, weg vom „pathologischen" Befund.

Diese Genesis, die Entfaltung, des Gewordenen, ist immer das Ziel der Ortho-Bionomy®. „The Evolvement of the Original Concept" heißt nichts anderes als die Entfaltung der ursprünglichen Anlagen und Ressourcen jedes Einzelnen, soweit dies im Rahmen der gesellschaftlichen und materiellen Gegebenheiten möglich ist.

Absichtslosigkeit ist keineswegs gleichzusetzen mit Inaktivität, „gar nichts wollen" im Sinne innerer Abwesenheit und Gleichgültigkeit. Es genügt nicht, sich innerlich zurückzulehnen und den Anderen einfach „machen zu lassen". Das wäre Gleichgültigkeit, Vermeidung von Verantwortung. Absichtslosigkeit ist vielmehr unsere achtsame, konzentrierte Aufmerksamkeit auf unser Gegenüber, unsere Bereitschaft für den anderen da zu sein ohne ihm unsere Lösungsmuster aufzudrängen.

Selbstverständlich möchten wir Menschen helfen und dazu beitragen, dass Menschen weniger Schmerzen oder andere Beschwerden haben. Sonst würden wir nicht als Therapeuten arbeiten. Das ist unsere Grundmotivation.

Diese Motivation darf im Gegenzug nicht dazu führen, dass wir versuchen, Patienten zu ihrem Glück zu zwingen, dass wir sie mit unseren Methoden zu der von uns gewünschten Lösung manipulieren. Solange wir die Behandlungsprinzipien der Ortho-Bionomy® berücksichtigen, können wir alle Techniken, die wir bisher kennengelernt haben, unseren Patienten anbieten.

Der Patient soll in der Therapie durch unsere achtsame, nicht fordernde, zu seiner Unterstützung bereitstehende Präsenz einen sicheren körperlichen, emotionalen und energetischen Raum erhalten und erleben. So kann sein Vertrauen in sich selbst und seine eigenen neu entdeckten Wege und Möglichkeiten wachsen. Wir unterstützen ihn dabei, wenn er seine einzigartigen, auf ihn als Individuum abgestimmten Entdeckungen macht. Idealerweise nimmt der Patient durch die ortho-bionomische Behandlung und unsere dabei vermittelte Präsenz seinen Ist-Zustand besser wahr. Im geschützten Rahmen kann er überprüfen welche Bewegungsmuster, welche Haltungen etc. er als sinnvoll erlebt und was vielleicht einer Änderung bedarf. Liegt ein besserer Organisationszustand im Bereich seiner Möglichkeiten, so wird der Patient ganz natürlich bestrebt sein, diesen zu erreichen.

Wie weit ein Patient auf unsere Angebote reagiert und wie weit er sie nutzen mag ist in sein Ermessen gestellt. Er hat dabei jederzeit das Recht, selbst wenn es uns irritiert, unsere unterstützenden therapeutischen Angebote abzulehnen. Manchmal ist es nicht der rechte Zeitpunkt, manchmal fehlt die Kraft oder die Angst ist zu groß. In diesen Situationen darf die Ortho-Bionomy® nicht weiter beharrlich angeboten werden, weil sie eine Überforderung darstellen könnte. Ortho-Bionomy® ist nicht für jeden, zu jeder Zeit und in jeder Situation geeignet.

Zur Grundlage einer an unseren eigenen Ressourcen orientierten unterstützenden Therapie ist nach Still, Sutherland, Pauls, Trager, Allen und vielen anderen die therapeutische Absichtslosigkeit. Auf der Basis des Grundanliegens, für den Patienten hilfreich sein zu wollen, nehmen wir so gut wie möglich jede weitere Absicht zurück, definieren als Voraussetzung für unsere Arbeit nicht das, was das zu Beseitigende, das Kranke und was das Gesunde ist. Wir wollen nicht primär Symptome beseitigen.

Korrigierende oder manipulative Techniken haben in unserer Therapie keinen Platz. Wir arbeiten nie gegen den Widerstand unserer Patienten.

Eine für die Patienten produktive Absichtslosigkeit lebt von unserem Vertrauen in die Selbstheilungskräfte des Menschen. **Absichtslos handeln** bedeutet wach und aufmerksam bei seinem Gegenüber zu sein, sich in den Dienst der Gesundheit zu stellen, zu verzichten, klüger sein zu wollen als die Natur.

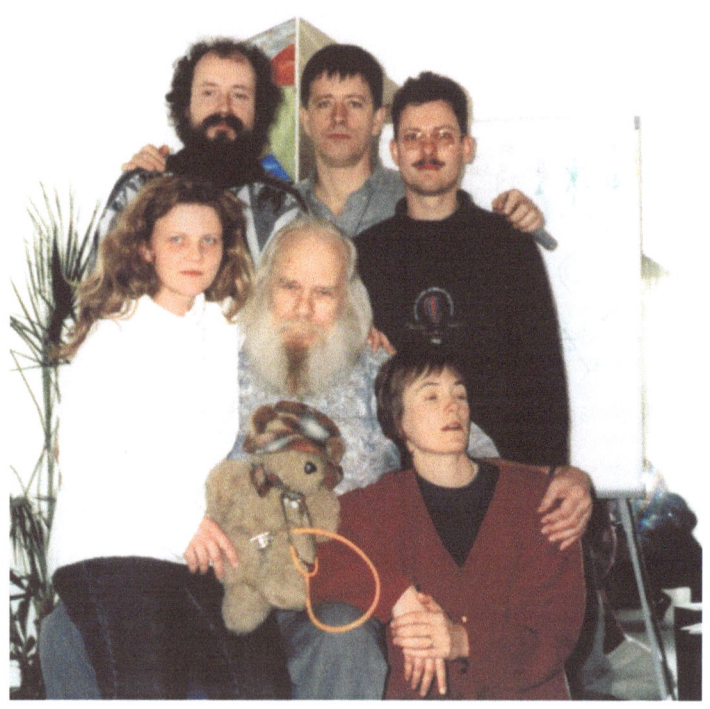

Abb. Arthur Lincoln Pauls und die ärztlichen TeilnehmerInnen üben mit Pu-Bär die therapeutische Absichtslosigkeit

2. Prinzip Prinzessinnenprinzip – die Behandlung ist angenehm

In unseren Behandlungen geht es physiologisch betrachtet meist darum eine parasympathische Regulationslage einzuladen oder umfassender körperlich und seelisch-geistig den Raum zu geben, der es möglich macht, neue Lösungswege zu erproben. Jede therapeutische Maßnahme sollte deswegen für den Patienten angenehm sein, ihm keine Angst oder einen anderen Stress bereiten. Dieses 2. Behandlungsprinzip scheint auf den ersten Blick recht einfach umsetzbar zu sein. In der Praxis sieht die Lage ganz anders aus.

Um dieses Prinzip anwenden zu können, müssen viele Therapeuten erst wieder selbst erlernen zu spüren, ob ein Griff, eine Berührungsqualität für sie angenehm, unangenehm, langweilig, interessant, beunruhigend, beängstigend etc. ist.

Man kann ortho-bionomische Techniken nicht wirklich erlernen, verstehen und praktizieren, ohne die Bereitschaft, an seiner eigenen Selbstwahrnehmung zu arbeiten, ohne die eigenen körperlichen Signale ernst zu nehmen.

Was für uns Therapeuten schon schwierig ist, stellt viele Patienten vor schier unlösbare Anforderungen. Konditioniert durch Erziehungsprinzipien wie „Was uns nicht umbringt macht uns nur stärker! Der Indianer kennt keinen Schmerz! Sei keine Heulsuse! usw.", durch

Leistungsanforderungen im Beruf oder die Angst um den Arbeitsplatz haben es sich die meisten Menschen abgewöhnt, ihren Körper, ihr Befinden präzise wahr-zu-nehmen. Ohne eine geschulte Selbstwahrnehmung werden sie jedoch auch in Zukunft kaum in der Lage sein, rechtzeitig zu spüren, wann ihre Belastungsgrenzen erreicht sind. Sie lernen durch unsere Behandlung wann und wie sie für sich und ihre Gesundheit sorgen können und dürfen. Arthur Pauls sprach von den Handicaps, die Menschen daran hindern gesund zu bleiben. Das erste und wichtigste war seiner Meinung nach die mangelnde Fähigkeit, die eigenen Grenzen zu erkennen. Hinzuzufügen wäre das Unvermögen diese Grenzen zu respektieren.

An dieser Stelle laden wir unsere Patienten ein, sich an das Märchen von der Prinzessin auf der Erbse zu erinnern: Sie sollen genauso sensibel sein wie die Prinzessin in Andersens Märchen, die durch viele Matratzen eine kleine trockene Erbse spürt. Wenn unsere Patienten trotz dieser Einladung keine qualitativen Rückmeldungen geben können, schulen wir sie anhand einzelner Techniken. Bei einer Schubentlastung am oberen Sprunggelenk fragen wir: „Ist das angenehm, neutral, langweilig oder unangenehm?" Die Frage kann auch lauten:" Spüren Sie auf die gleiche Art nichts?" Wenn wieder keine Antwort gegeben werden kann variieren wir die Technik etwa mit einer Bewegungsumkehr und fordern die Patienten auf, zwischen den beiden Positionierungen die bevorzugte zu wählen. Selbst wenn sie anfangs raten müssen schulen sie dabei die Trennschärfe ihrer Wahrnehmung.

3. Prinzip   Die Rückmeldung der Patienten
ist unbedingt zu respektieren

Aus den ersten Prinzipien ergibt sich ganz natürlich ein drittes. Nur der Patient selbst kann wissen, was ihm angenehm ist. Eine noch so korrekte und ausgefeilte Technik nützt wenig, wenn der Patient sie auf körperlicher Ebene nicht beantworten mag. Manchmal muss man allerdings präzise nachfragen. Es kann sein, dass wir eine positive Rückmeldung bekommen, obwohl der Patient dabei nicht eben glücklich aussieht. Er glaubt Therapie müsse weh tun (bös muss bös vertreiben) um zu lindern und negiert die eigene Abwehr gegen die Technik.

Schlimmer noch ist es, wenn die Behandlung ihm unangenehm ist, sein Körper sich dagegen wehrt und wir das ignorieren. Ähnlich fruchtlos ist die angebotene Technik, wenn sie nichtssagend und langweilig bleibt. Sätze wie „Das muss so sein!" oder „Ich weiß schon, wie ich Ihr Knie behandeln muss!" sind ein absolutes Tabu. Zunächst einmal hat immer der Patient recht mit seiner Wahrnehmung. Nur er kann wissen, was er als wohltuend oder unangenehm und kontraproduktiv empfindet.

Da die wenigsten Menschen geschult sind, eine sehr differenzierte Rückmeldung zu geben, haben die Therapeuten in diesem Kontext eine deutliche Verantwortung. Es ist unsere Aufgabe nicht nur die verbalen Rückmeldungen, sondern auch die körperlichen Rückmeldungen, die auf eine Belastung des Patienten hinweisen könnten, zu beachten und zu respektieren.

Zu den körperlichen Zeichen von Parasympathikus und Sympathikus gehören die vegetativen Reaktionszeichen:

Parasympathische Entlastung		Sympathischer Stress
Auge	Pupille wird eng	Pupille wird weit
Herz	Puls wird langsam	Puls wird schnell
Blutgefäße	Haut gut durchblutet	Haut wird blass
Verdauung	Darm arbeitet	Darm ist ruhig
Harnblase	Harndrang	Harnverhaltung
Haut	Generalisierte Schweiße	Lokale Schweiße
Speichel	Wässriger, dünner Speichel	Zäher, klebriger Speichel
Tränendrüsen	Krokodilstränen	kein Tränenfluss
Atem	tiefer Atemzug	flacher Atemzug

Strukturelle, dynamische und energetische Techniken, sie alle wirken auf die Selbstwahrnehmung der Patienten. Da die Ortho-Bionomy® nie gegen Widerstände arbeitet können sich unsere Patienten nur schwer gegen dieses therapeutische Angebot wehren. Gegen Unangenehmes, gegen Zumutungen nein zu sagen ist leichter als gegenüber zugewandter Freundlichkeit. Mit dem Nachlassen körperlicher Anspannungen kommt nicht nur mehr Bewegung in den Körper, sondern auch in die psychischen Spannungsmuster. Wenn ich angespannt bin verspanne ich mich und umgekehrt. Beides ist untrennbar miteinander verbunden.

Deswegen kann in einer ortho-bionomischen Behandlung rasch der Punkt kommen, an dem der Patient spürt, dass er sich auf Ebenen der Emotionen und Erinnerungen angesprochen fühlt, die er lieber nicht wahrnehmen, mit denen er jetzt noch nicht konfrontiert werden möchte. Auch das müssen wir als Therapeuten respektieren und es aushalten, dass unser Patient einen therapeutischen Prozess, der uns sinnvoll erscheint, nicht wünscht. Wir wissen nicht, ob der Patient in diesem Moment seines Lebens die Kraft oder auch nur das Verlangen hat, sich mit sozialen oder psychischen Dimensionen seiner Beschwerden auseinander zu setzen. Diese Entscheidung bleibt alleine dem Patienten überlassen.

4. Prinzip Begleite, betone, verstärke und übertreibe das Körpermuster, die Haltungs- und Bewegungspräferenz, die vorliegt.

Ein Symptom - die Veränderung gegenüber dem als normal empfundenen üblichen körperlichen Zustand - ist in den allermeisten Fällen die Kompensation einer Belastung. Wir hinken nach einer Verstauchung im oberen Sprunggelenk um das Gelenk zu schonen. Wir verriegeln („blockieren") Wirbelsegmente um eine Überlastung zu vermeiden. Das Hinken und das Verriegeln sind hier Kompensationen, die der Gesundheit nützen. Schmerz ist ein Warnsignal und ein Schutzmechanismus ebenso wie die Schonhaltung und der Muskelhartspann. Belastend werden diese Mechanismen nur dann, wenn sie über den notwendigen Zeitraum hinaus beibehalten werden und ihrerseits schließlich mehr behindern als nutzen.

Durch Übertreiben und Betonen der jeweiligen gewohnten und oft nicht mehr bewusst wahrgenommenen Reaktionsweisen = Symptome werden für den Patienten diese eingefahrenen Organisationsmechanismen wieder erfahrbar. Mit dem Bewusstwerden und Erleben können sie reflektorisch verändert werden, falls sie nicht mehr nötig sind und können beibehalten werden, falls sie noch gebraucht werden. Wenn jemand krumm wie eine Banane auf der Liege liegt werden wir ihn nicht auffordern, sich bitte gerade hinzulegen und seine Haltung korrigieren. Vielmehr werden wir ihm anbieten, die Bananenhaltung noch mehr zu betonen. Diese jetzt auch für ihn als krumm wahrnehmbare Haltung ist für den Patienten so merk-würdig und bemerkens-wert, dass er unwillkürlich seine Lage ändert und sich eine Haltung sucht, die in aller Regel mehr der Achsensymmetrie entspricht als zu Beginn. Der Hinkende wird aufgefordert betont zu Hinken und so weiter. Arthur Pauls meinte, das „Original Pattern" die ursprünglich angelegte Selbstregulation sei meist stärker als die späteren Überlagerungen. Durch das Überzeichnen seiner Muster finde der Patient am einfachsten zur eigenen Mitte zurück.

Auf keinen Fall wird der Patient durch diese Vorgehensweise belastet oder geschädigt, da er ja in seinem aktuellen Schonmuster begleitet und nicht zu einer ihm unangenehmen oder vielleicht sogar schädlichen theoretischen Normfunktion gezwungen wird.

„Bei der Arbeit mit direkten Techniken gegen eine Barriere betreten wir ein therapeutisches Nirwana", sagte Norbert Rang 2004 auf der Fachtagung des Deutschen Instituts für Ortho-Bionomy®. Wir können nicht wissen, was uns hinter der Barriere erwartet.

„Direkte" Techniken am Bewegungsapparat sind sicher wirksam, aber praktisch immer unphysiologisch, da sie gegen die Selbstregulation gerichtet sind. Ihre Wirksamkeit erklärt sich über eine stressinduzierte Gegenregulation.

5. Prinzip   Weniger ist mehr – die einfache, klare Information

„Um wenig zu tun muss man viel wissen."

Unbekannte Quelle

Hinter dem Prinzip des „weniger ist mehr" steckt die Herausforderung, in der Behandlung mit dem eigenen Therapieangebot einfach und klar zu bleiben. Dem Patienten ist nicht mit einer Überfülle von Informationen gedient. Wenn wir davon ausgehen, dass die Voraussetzung für eine gelungene Therapie eine erfolgreiche Kommunikation ist, ist es sinnvoll, dem Patienten in einer Behandlungssitzung nur eine begrenzte Anzahl von Informationen anzubieten.

Viele kennen es bestimmt aus eigener Erfahrung von Arztbesuchen oder anderen Behandlungen. Der Arzt oder die Physiotherapeutin erklären sehr gründlich und genau Diagnose und Therapieplan, behalten wird der Patient höchstens die Hälfte.

Das Gleiche gilt für die Übungen, die wir den Patienten zeigen. Mehr als maximal zwei Übungen, die in einer Sitzung gezeigt werden, können sich die Patienten erfahrungsgemäß nicht merken oder korrekt zuhause wiederholen. Oft genug müssen diese ersten beiden Übungen noch mehrmals gezeigt werden.

Je komplizierter, vielleicht auch kunstfertiger wirkend, eine Technik oder eine Übung ist, desto höher wird die mit ihr verbundene Informationsmenge. Somit wird deutlich, dass die therapeutischen Informationen die wir den Patienten geben, bzw. denen wir unsere Patienten in der Therapie aussetzen, klar und einfach gehalten sein sollten.

Je präziser die Information oder die Reizsetzung ist desto klarer ist sie. Der Patient versteht sie leichter und kann sie besser verarbeiten. Ein Weniger an Reizsetzung bewirkt damit ein Mehr an therapeutischer Effektivität.

6. Prinzip   Dem Therapeuten soll es gut gehen

Wenn ein Therapeut vollkommen angestrengt und verspannt mit einem Patienten arbeitet, kann sein Patient sich nicht entspannen, sich nicht auf die eigenen Prozesse einlassen, ihnen Raum geben. Dies bezieht sich ebenso auf die körperliche Anspannung wie auf eine emotionale Anspannung.

Allein aus Selbstschutz und aus Mitgefühl für den Therapeuten wird der Patient bei der vermuteten körperlichen Überlastung seines Behandlers versuchen, ihn bei der Therapie zu entlasten, wenn er glaubt, dass er sich bei einer Technik allzu sehr anstrengen müsse. Schließlich möchte niemand, dass der sich kaum noch im Gleichgewicht haltende Therapeut plötzlich die Kontrolle verliert, das schmerzende Bein fallen lässt, unversehens an der Lendenwirbelsäule zerrt und was es an Katastrophen noch so geben könnte. Der Patient ist damit mit seiner Aufmerksamkeit beim Therapeuten und von sich selbst abgelenkt. Dieser Reflexmechanismus kommt unwillkürlich und ohne die bewusste Wahrnehmung durch Patient und Behandler schon bei kaum merklichen Anstrengungen zum Tragen. Dann wird nicht selten der therapeutische Kontakt oder eine im Prinzip angemessene Technik von Seiten des Patienten als irritierend oder unangenehm empfunden. Unangenehm ist vor allem der Stress des Therapeuten, der in der Interaktion als Stress für den Patienten zur Wirkung kommt und nicht so sehr die damit verbundene Berührung oder Bewegung.

Als Therapeut ist man stets auch ein Vorbild für seine Patienten. Immer wieder geht es in unserer Arbeit darum, den Patienten beizubringen, eigenen Grenzen zu respektieren. Das bieten wir schon mit dem Prinzessinnenprinzip als Wahrnehmungsschulung an. Wenn die eigenen Grenzen rechtzeitig gespürt und respektiert werden, überanstrengen sich die Menschen weniger, verletzen sich nicht, werden seltener krank etc.

Der Therapeut darf und muss folgerichtig seine eigenen physischen und psychischen Grenzen wahrnehmen und respektieren um in einer authentischen und sinnvollen therapeutischen Kommunikation arbeiten zu können. Beide - Behandler und Patient - sollten sich im therapeutischen Setting möglichst wohl fühlen. Nicht nur die körperliche, auch die innerliche Anspannung überträgt sich von Mensch zu Mensch.

Ein schönes Beispiel ist die Situation, wenn Sie als Eltern ihr Kind ins Bett bringen wollen und zugleich einen dringenden Termin haben. Äußerlich ist die Situation wie jeden Abend. Sie lesen die Gute Nacht Geschichte, singen vielleicht ein Schlaflied, aber das Kind schläft einfach nicht ein. Die innere Anspannung der Eltern „schlaf endlich ein, weil wir weg wollen" überträgt sich auf das Kind, das quengelt und unruhig bleibt. Haben die Eltern aber nichts vor und freuen sich auf das abendliche Ritual, dann wird das Kind nicht selten halb eingeschlafen sein bevor das Lied oder die Geschichte zu Ende sind.

Wir Therapeuten sind ganz normale Menschen mit unseren besseren und schlechteren Tagen. Manche Techniken sind einfach anstrengend und schwierig und manche Körpergrößenverhältnisse ungünstig. Die Regel, dass es dem Therapeuten in der Sitzung gut gehen muss, bedeutet für diese Situationen, dass wir bewusst mit den Belastungen umgehen. Wir achten auf unsere Grenzen, überfordern uns nicht vollkommen im Dienste des Patienten, gehen besondere Anstrengungen bewusst an und limitieren sie zeitlich. Der Patient spürt dann, dass die Anstrengung kontrolliert ist, dass er Vertrauen haben kann in unsere Kompetenz auf uns selbst zu achten. Wenn wir uns erlauben, unsere eigenen Grenzen zu respektieren macht dies dem Patienten Mut in seinem Alltag das Gleiche zu versuchen.

Dualität – die Landkarte und die Wirklichkeit

„Meine Aufgabe ist es nicht das objektiv Beste zu geben, sondern das Meine."   Herrmann Hesse

„Verwechselt nie die Landkarte mit der Wirklichkeit!" pflegte uns Arthur Pauls zu ermahnen. Der Gegenpart zu diesem Satz ist seine Aussage „Was ist der Weg zur Meisterschaft? Disziplin!" Was haben diese beiden Sätze miteinander zu tun?

Der erste Satz erscheint vordergründig klar, wenn man die ersten Unterrichtseinheiten Ortho-Bionomy® erlebt hat. Wir müssen uns verabschieden von den vermeintlichen Gewissheiten der uns durch Schule, Ausbildung oder Studium mitgegebenen inneren Landkarten. Diese inneren Landkarten werden in ihrer Bedeutung reduziert zu dem was sie sein sollten: Sie sind Hilfsmittel, die uns eine Orientierung erleichtern können.

Niemand würde bei einer Wanderung im Gelände auf eine gute Karte verzichten wollen, auch wenn er weiß, dass er da die aktuellen Witterungsbedingungen nicht verzeichnet findet. Unsere Wirklichkeit und die unserer Patienten ist viel komplexer als die vorgefertigten Schablonen etablierter geistiger Karten.

Zu den Handicaps auf dem Weg der Entfaltung unseres Selbst, zählt Pauls nicht zu Unrecht falsche vermeintliche Gewissheiten die wir aus unserer Erziehung und Ausbildung, aus Religion und Wissenschaft übernommen haben. Gleichzeitig brauchen wir innere „Karten" als Bezugpunkte, die es uns erleichtern, uns zu orientieren. Erst wenn wir eine Karte, also Kenntnisse und Erfahrungen besitzen, können wir erkennen, ob und wie die Wirklichkeit, der wir begegnen sich von der Karte unserer Erfahrungen unterscheidet. „Information ist ein Unterschied, der einen Unterschied macht".

Dazu passt der Satz von Arthur Pauls über die Disziplin. Disziplin bedeutet in diesem Zusammenhang die Fähigkeit während einer Behandlung in Gedanken nicht abzuschweifen, sondern im Sinne von Space between the Notes den konkreten Kontakt zu halten und mit dem Patient*en mit den für ihn bedeutsamen Themen zu arbeiten. Wenn wir uns wirklich begegnen ergibt sich die Möglichkeit des Verstehens.

Denn für uns gilt der Satz von Arthur Lincoln Pauls: „There is no healing, there is just understanding". Es gibt keine Heilung, es gibt nur Verstehen.

Befindlichkeit und Befund – ein Spannungspaar

Ortho-Bionomy® anzuwenden bedeutet immer, sich mit der Wirklichkeit des Behandelten auseinanderzusetzen. Jede Selbstäußerung seines Seins hat eine Bedeutung - allerdings nicht immer die, die wir vermuten. Aus diesem Grund wollen wir in diesem Kapitel noch einmal eine Dualität, das Spannungspaar von Befindlichkeit und Befund, genauer untersuchen. In den unterschiedlichen Kapiteln des Buches üben wir immer wieder, das praktische Verständnis der Philosophie der Ortho-Bionomy® zu entfalten.

Der Befund ist die Folge - nicht die Ursache

„Spondylotische Randzacken an der Wirbelsäule, das sind Denkmalsbefunde!" Mit diesem Satz wies mein (Klaus G. Weber) Neuraltherapielehrer Prof. Franz Hopfer auf die höchst relative Bedeutung so genannter objektiver Befunde für eine funktionelle Diagnostik und Therapie hin.

Grundsatzfragen zu Befund und Befinden

Spätestens wenn es um die Lebensqualität geht, gewinnt das Befinden an Bedeutung. Für uns ist die nicht leicht zu objektivierende Befindlichkeit persönlich erst einmal wichtiger als ein physikalischer Befund. Funktionelle Befunde sind vorwiegend Relativbefunde. Wir beobachten und berücksichtigen besonders die Abweichungen gegenüber dem vorher angenehmen Zustand und dabei insbesondere die lokalen Veränderungen, die gegenüber dem übrigen Organismus relativ - also im Vergleich zum Ganzen - auffallend sind.

Wir möchten das Verhältnis von Befinden und Befund vom Standpunkt der Ortho-Bionomy® aus beleuchten. Die meisten Beschwerden und Krankheiten können - wie schon gesagt - als Überlastung oder Verwirrung der Selbstregulation verstanden werden. Symptome, auch die objektiven physikalischen Befunde, stellen den Ausdruck der aktuell und individuell bestmöglichen Selbstregulation dar. Befunde sind also in erster Linie Ausdruck der aktivierten oder fehlgeleiteten Selbstregulation und nicht die Krankheitsursache selbst. Deshalb macht langfristig eine Fokussierung auf die Symptombeseitigung wenig Sinn, selbst wenn sie in der Notfallmedizin Leben rettend sein kann. Die Krankheitsursache wird damit nicht behoben.

Die ordnende Selbstregulation lässt sich nach den Prinzipien der Ortho-Bionomy® besonders gut dadurch aktivieren, dass man den aktuellen Regulationszustand erfahrbar macht. In der Ortho-Bionomy® erreichen wir das auf körpertherapeutischem Wege.

Zwei der bekannten Prinzipien der Ortho-Bionomy® lauten „Die Behandlung muss für den Patienten immer angenehm sein." und „Betone das vorliegende Muster." Wir betonen die aktuellen Körpermuster indem wir den Körper in seine ihm angenehmen Positionen führen, das heißt seine Selbstausdruckshaltungen und Bewegungen begleiten und diese überzeichnen. Fixierte Gelenke werden durch einen

Schub entlastet, kontrakte Muskeln angenähert, Haut und Faszien in die für den Patienten angenehme Richtung mobilisiert. Durch diese Behandlung wird der Patient seine aktuelle Selbstorganisation wahrnehmen. Er spürt, wie er bisher seine Belastungen kompensiert hat und hat nun die Möglichkeit einer Wahl. Brauche ich diese Kompensation noch oder nicht?

Die Ortho-Bionomy® stützt sich gleichermaßen auf das Erheben der Befunde und des Befindens. Das Befinden ist als qualitative Komponente Ausschlag gebend für die Interpretation der Befunde und damit für die weitere Therapieentscheidung.

Das Befinden als wichtiger Teil des Befundes

Nehmen wir eine HWS Blockierung. Verriegeln = blockieren zu können gehört zu den physiologischen notwendigen Fähigkeiten des Körpers. Wenn wir einen schweren Eimer anheben, würde der Zug des Trapezius auf die Dornfortsätze der HWS und BWS zu folgenschweren Rotationsbelastungen führen. Die Verriegelung = Blockierung wirkt dem entgegen. Eine Blockierung ist also primär ein Schutzhalt. Kein Mensch käme auf die Idee, grundlos einen Schutzhalt zu sprengen. Das Wort Blockierung dagegen löst leider nur allzu leicht das Bedürfnis aus, diese Blockierung zu „lösen".
Stellen wir uns vor, wir prüfen die Beweglichkeit der Wirbelsäule und könnten in einem Segment eine relative Einschränkung der Rotationsbeweglichkeit nach rechts feststellen. Die Gegenrichtung ist da-

bei auffallend frei. Was fangen wir mit dem Befund an? Wie interpretieren wir ihn? Welcher Befund ist der zu behandelnde? Gibt es einen guten Grund für die Bewegungseinschränkung? Ist die große Beweglichkeit nach links noch angemessen?

Die Antworten finden sich nicht allein aus den objektiven oder funktionellen Befunden. Wir brauchen das Befinden. Wenn unser Patient die Rotation nach links als unangenehm empfindet, könnte eine Hypermobilität, ein Tonusverlust der beteiligten Gewebe vorliegen.

Unsere Behandlungsrichtung ist dann die scheinbar eingeschränkte Bewegungsrichtung, wir folgen unserem ersten Prinzip. Schon im Nachbarsegment kann die Lage genau umgekehrt sein. Hier wäre dann die objektiv freiere Beweglichkeit auch mit dem größeren Wohlbefinden verbunden.

Der Patient und sein Befinden

Als Therapeuten müssen wir uns anfangs oft vor allem an den Befunden orientieren, da unsere Patienten kaum genaue Aussagen über ihr Befinden machen können. Ortho-Bionomy® fördert immer die Schulung und Verbesserung der Selbst-Wahr-Nehmung. Wie sollte ein Mensch sich angemessen selbst regulieren können, wenn er wenig Empfinden seiner selbst besitzt?
Bereits bei dem ersten Patientenkontakt geht es darum, den Patienten in seiner Selbstwahrnehmung zu schulen. Die meisten Patienten

gehen davon aus, dass Therapie weh tut, die Medizin bitter schmecken muss wenn sie helfen soll. Für die Ortho-Bionomy® gilt dies nicht. Ganz im Gegenteil soll der Patient so sensibel sein wie die Prinzessin in dem Märchen die durch 20 Matratzen eine kleine Erbse spürte und deshalb eine schlechte Nacht verbrachte. Diese Sensibilität können wir bei unseren Patienten nicht voraussetzen und somit nähern wir uns dem Prinzip erst einmal in kleinen Schritten an.

Training des Sich-Wahrnehmens - Grenzen respektieren

Vor der Behandlung informieren wir unsere Patienten wie wichtig ihre Mitarbeit ist. Die Therapie kann nur wirksam sein, wenn wir klare Rückmeldungen bekommen. Am klarsten sind die Rückmeldungen von Säuglingen. Fühlen diese sich nicht wohl, ernten wir ein Quengeln oder Schreien. Ist die Behandlung wohltuend, entspannen sie sich und lächeln. Erwachsenen Menschen müssen wir diese grundlegenden Reaktionen wieder nahebringen. Sie brauchen jedoch nicht zu quengeln oder zu schreien, uns reicht die Rückmeldung angenehm oder unangenehm. Mit der zunehmenden Sensibilisierung des Menschen wird er in die Lage versetzt auch feinere Unterscheidungen zu treffen wie „fühlt sich irgendwie komisch an, ist langweilig" etc. Die Rückmeldung langweilig bedeutet, dass die Therapie nicht wirksam, nicht bedeutsam ist. Der Patient ist nicht wirklich angesprochen.

Die nächste Ebene des Selbstwahrnehmungsprozesses ist sehr weitreichend. Lernen unsere Patienten durch unsere Arbeit was ihnen gut tut und was ihnen schadet, werden sie gleichzeitig immer sensibler für ihre Grenzen und Grenzüberschreitungen.

Wenn ein Mensch seine Grenzen achtet „verunfallt" er seltener, überisst er sich seltener etc. Wenn er müde ist wird er sich nicht noch zum Sport zwingen und seinen Abendtermin absagen. Häufig geschehen Unfälle, weil die Menschen übermüdet oder überarbeitet sind. Sie fahren mit höchster Konzentration und sind sehr angespannt. Kurz vor dem Ziel – „gleich bin ich daheim" - beginnen sie sich zu entspannen und lassen in der Konzentration nach. Jetzt übersehen sie eventuell den Autofahrer der von rechts kommend die Vorfahrt hat.

Das Befinden klärt den Befund – ein Beispiel aus der Praxis

Das Behandlungsbeispiel mit Frau B:
„Komplette tiefe Faszialisparese, Parese des Nervus lingualis rechts, radikuläre Ausfälle im rechten Arm und rechten Bein, Sehstörungen, Kontinenzstörung der Blase und des Mastdarms." Mit diesen Diagnosen war Frau B. eine Woche nach ihrer 2. Entbindung aus der Klinik entlassen worden.

Direkt nach einer sehr anstrengenden Entbindung entwickelt Frau B. zunehmende und beängstigende Symptome. Es begann mit einem

Kontrollverlust der Blase und des Mastdarms. Zunehmend breitete sich eine Taubheit in ihrer rechten Gesichtshälfte aus. Die Kontrolle über ihr rechtes Augenlid ging gänzlich verloren, die Nase war hälftig taub und ein Mundschluss war nicht mehr möglich. Die Zunge der Patientin war rechtshälftig taub, ebenso die Wangenschleimhaut auf der rechten Seite. Die Phalangen 3-5 der rechten Hand und des rechten Fußes wiesen eine Hyperästhesie auf.

Die junge Patientin war in der Klinik einer kompletten neurologischen und neuroradiologischen Untersuchung unterzogen worden. Hirnblutungen konnten ausgeschlossen werden. Die Ursache der Beschwerden war völlig unklar.

Frau B. erschien an einem Samstag notfallmäßig zur Erstkonsultation in unserer Praxis. Wegweisend für die erfolgreiche Therapie wurden ihre Angaben zu ihrem Befinden während und direkt nach ihrer Entbindung. Frau B. durfte, während die Presswehen schon eingesetzt hatten, diesen einige Zeit lang nicht nachgeben. Nach der Entbindung klagte sie über extreme Nacken- und Schulterverspannungen.

Für uns war diese Schilderung der Schlüssel zur Behandlung.

Die eigene Vorstellung was es bedeutet, Presswehen nicht zuzulassen, hilft die körperliche Reaktion der Patientin nachzuempfinden. Ihre gesamte Schulter- und Halsmuskulatur war in höchster Anspannung. Sicherlich hat sie die Zähne zusammengebissen und die Hände zu Fäusten geballt. Ihre gesamte Beckenbodenmuskulatur spannte gegen die Wehen und die Beine und Füße waren gegen die Liege gepresst.

Unsere Behandlung ging auf ihr Befinden und ihre Beschwerden ein. Nicht die Diagnose war für uns ausschlaggebend. Die vielfältigen Verspannungen entlang der Wirbelsäule, an der Schädelbasis und im kranialen Bereich wurden behandelt. Schon nach der ersten Sitzung entwickelte Frau B. wieder ein normales Gefühl in ihren Fingern und Zehen. Ebenfalls gab es positive Reaktionen im Bereich der Gesichtsnerven. Nach zehn Behandlungen war Frau B. wieder völlig beschwerdefrei.

Das Beispiel dieser jungen Frau mit ihren erschreckenden Befunden zeigt uns wie wichtig bei aller vermeintlicher Objektivität der Diagnosen das Befinden unserer Patienten ist, wenn es darum geht einen Krankheitszustand zutreffend zu verstehen und daraus Therapiekonzepte zu entwickeln.

Die Wirklichkeit im Ebenenmodell der "Phasen"

Ein Diskussionspunkt, der immer wieder zeigt, wie komplex und herausfordernd die praktische Philosophie der Ortho-Bionomy® ist, ist die Frage wie das Verhältnis vom Ganzen zum Einzelnen ist, wenn wir von den „Phasen" sprechen. Es geht wieder einmal um die Spannung zwischen dem uns letztlich ungreifbaren Ganzen des Dao und den „tausend Dingen", ohne die wir unseren Alltag nie bewältigen könnten.

Im Laufe seines Lebens hat Arthur Pauls mehrere Erklärungen für die Entstehung und die Bedeutung des Begriffes der Phasen angeboten. Jede Erklärung beleuchtete einen anderen Aspekt. Mir hat seine historische Erklärung weitergeholfen. Er antwortete auf meine Frage, dass er seine Osteopathie-Diplomarbeit unter dem Titel „Phased Reflex Techniques" geschrieben habe. Darin wollte er zum einen zeigen, dass die Wirkung jeglicher funktionellen Therapie letztendlich auf reflektorischen Mechanismen beruhe. Zum Anderen hatte er das Anliegen, ein qualitatives Ordnungssystem für die sehr unterschiedlichen Vorgehensweisen zu finden. Sein Lösungsansatz bestand darin, die einzelnen Techniken aufeinander aufbauenden, also gestaffelten (= phased, phasenverschoben) Behandlungsebenen zuzuordnen. Dieses System bildet prinzipiell eine nach oben offene Skala, für die er im Laufe der Jahre immer mehr Parallelen in der Philosophie des Buddhismus und Taoismus fand. Ein von ihm gern zitiertes

Gedicht über die Phasen endete „... Phase 6 is bliss (Entzücken), Phase 7 is heaven (Himmel), Phase 8 has yet to wait." Die Phase 8 entzieht sich also bisher unserem Verständnis.

Die Betrachtung dieses Ordnungssystems der Phasen in Verbindung mit asiatischer Philosophie erschien mir und den meisten der frühen Ortho-Bionomisten in den 80er und 90er Jahren schwer verständlich. All das war spannend, kam uns oft aber ziemlich abgehoben vor. In den letzten Jahren durften wir entdecken, dass Arthur Pauls „Hängenbleiben an diesem Punkt" für uns einen Grundstein gelegt hat für ein Verständnis der Ebenen/Phasen das erhebliche praktische Konsequenzen hat. Wir wissen jetzt besser, auf die Ebenen bezogen, was wir wann tun und warum wir es tun.

Physik und philosophische Überlegungen

Aus heutiger Sicht kann man feststellen, dass uralte philosophische Überlegungen und die Erkenntnisse der Fundamentalphysik und auch der Neurobiologie erstaunlich viele Entsprechungen aufweisen. Wenn Hans-Peter Dürr, Fundamentalphysiker und Träger des alternativen Nobelpreises feststellt, dass „Materie nicht aus Energie, sondern aus Potentialität" entsteht, so entspricht das ganz der Grundlehre vieler Philosophien und Religionen, dass der reine Geist Ursprung aller Dinge ist.

Involution – Evolution: Das Verhältnis von Geist und Materie

In der buddhistischen Philosophie beschäftigte man sich früher wie heute intensiv mit dem Thema der Involution beziehungsweise der Evolution. Westliche und östliche Geistesschulen versuchten dabei das Verhältnis von Geist und Materie mit seinen Wechselwirkungen zu verstehen. Involution soll dann eine Bewegung des „Geistes" sein, durch die sich der reine „Geist" immer mehr verstofflicht. In einer Art Überquellen oder Selbstausgießung bewegt sich der Geist (aus der 7. Ebene des Geistes s.u.) aus der Sphäre des reinen abstrakten „Geistes" nach außen und unten um die Ebene 6, danach die Ebenen 5,4,3,2,1 zu erschaffen. Von Stufe zu Stufe hinab tritt die geistartige Qualität immer mehr in den Hintergrund. Jede Ebene besitzt weniger Bewusstsein als die vorherige, kann sich ihrer nicht mehr voll erinnern und wird dabei gleichzeitig stofflicher.

Ob für Plato oder Thomas von Aquin, es galt die Überzeugung: Der Geist ist die eigentliche Substanz der Materie. Die moderne Fundamentalphysik spricht ganz ähnlich davon, dass Materie aus der Potentialität entsteht.

Auf die Involution erfolgt als Gegenbewegung die Evolution aus dem Materiellen hin zum Geistigen. „...die Summe dieser höheren, aber unbewussten Strukturen ist der *Unbewusste Urgrund*. Im Unbewussten Urgrund, dem Ursprung, existieren alle höheren Strukturen in potentieller Form, bereit, sich in die Wirklichkeit zu entfalten oder zur Bewusstheit zu erwachen." (Ken Wilber).

Vereinfacht kann man traditionelle Denkmodelle mit der nachfolgenden Abbildung darstellen. Als Nachteil dieses Modells erlebe ich die Gefahr einer möglichen Geringschätzung der materiellen Seite der Wirklichkeit. Für die Ortho-Bionomy® sind alle Ebenen gleichwertig.

Involution ist das Einfalten, das sich Realisieren und Konkretisieren der abstrakteren bzw. der höheren Struktur in der jeweils niedrigeren

stufenweises Entfernen vom reinen Geist
sich Annähern zum reinen Geist

stufenweise Abnahme /Zunahme der Bewusstheit

stufenweises Vergessen oder Rückerinnern

stufenweises Hinab- / Hinaufsteigen des Geistes

Zunahme bzw. Überwinden der Entfremdung, Trennung, Zerstückelung und Fragmentierung

sukzessive Objektivierung
Dualisierung – das Trennen der Einheit

Evolution bedeutet das sukzessive Entfalten des enthaltenen Potentials in die Aktualität.

Evolvement - die Entfaltung als Ziel der Ortho-Bionomy®

Arthur Pauls hat sich mit diesen und ähnlichen philosophischen Gedankenspielen und Theorien auseinandergesetzt. In zwei Punkten unterschied er sich radikal. Zum einen war da seine gleich große Wertschätzung aller Wirklichkeitsebenen ohne Unterschied. Nur zusammen können sie das Ganze bilden. Nimmt man eine Ebene weg, ist die Wirklichkeit in ihrer Gesamtheit gestört.

Radikal anders und soweit wir es einschätzen können - originell einzigartig - war sein Ansatz, dass diese ganzen Überlegungen nur dann einen Sinn machen, wenn man mit den postulierten Ebenen tatsächlich in der Praxis etwas anfangen kann. Für jeder Ebene müsste eine Gestaltungskraft zu finden sein, eine Energie oder was auch immer, mit der diese Ebene in die Welt und in unser Leben hineinwirkt. Arthur hat in vielen kleinen Schritten diese Einwirkmöglichkeiten gesucht, gefunden und begonnen sie in seine praktische Arbeit zu integrieren.

Wir sehen uns vor die Aufgabe gestellt, immer mehr Verständnis – keineswegs nur intellektuell – für die Ganzheit zu entfalten und gleichzeitig die Besonderheiten der einzelnen Ebene zu verstehen. Nur so können wir mit dem Einzelnen arbeiten um die Entfaltung des ganzen Konzepts zu unterstützen. Und wir brauchen das Ganze als Ziel und Ausgangspunkt um angemessen die Mittel der einzelnen Ebenen einzusetzen.

Das von Arthur Pauls im Laufe seines eigenen Lebens schrittweise gefundene und von ihm entfaltete Ebenenmodell der Phasen gliedert sich in 7 Stufen. Weitere Stufen, wie sie in östliche Philosophien angenommen werden, hielt er für möglich. Wir möchten versuchen Arthur Pauls Phasen, so wie wir sie heute verstehen, in ihrer Bedeutung für unsere Arbeit und als Ordnungsmodell der Wirklichkeit kurz vorzustellen.

Die Phasen können ganz allgemein beschrieben werden, auch ohne therapeutischen Bezug. So sind die

Phase 1   die materiellen Grundlagen des Lebens wie körperliche Unversehrtheit, Nahrung etc..

Phase 2   die individuell unbewusst-instinkthaften Überlebensfähigkeiten einschließlich der im Stammhirn angelegten Stressbewältigungsmechanismen.

Phase 3   Gruppenverhalten, erste Abstraktionen, Bewertungen und Analysen in der Gruppe, die als Überlebensmechanismen Erleben und Verhalten steuern.

Phase 4   die individuelle Wahrnehmung und Wertschätzung des Ich vor allem auf struktureller Ebene in Überwindung der Grenzen der ersten drei Phasen – ein Schritt der bewussten Entfaltung meiner individuellen Potentiale.

Phase 5   das bewusste Wahrnehmen, Erleben, Ausdrücken und Integrieren eigener Motivationen und Reaktionen als reifer, untrennbar körperlich-seelischer Einheit. Die Intuition wächst und gewinnt Raum auf dem Weg der Entfaltung. Erfahrungen werden psychisch verarbeitet und integriert.

Phase 6   die Ebene des Geistig-Energetischen, die den Raum öffnet zu feinen Schwingungsresonanzen mit der Wirklichkeit. Wir beginnen Zeit, Raum, abstrakte Zusammenhänge, transpersonale Phänomene zu erfahren und zu nutzen - Emotionen spielen auf dieser Ebene eine geringere Rolle. Sie werden eher wie ein Buchtitel oder ein Text wahrgenommen.

Phase 7   öffnet den Raum zur transpersonalen Ebene des Original Concept. Die Wirklichkeit wird noch mehr als „Matter of Fact" (zu übersetzen in etwa mit: die Tatsachen schaffen die Dinge), noch mehr als abstraktes Ganzes erfahren, das die Quelle aller Energien und Erscheinungen ist.

Arthur Pauls war sich erst nach seinem ersten Phase 7 Traum bewusst, dass er mit der Phase 4 einen qualitativen Sprung in seiner Arbeit vollzogen hatte. Alle 7 Ebenen treffen und realisieren sich idealerweise auf der Ebene der Phase 4. Sie ist der Mittelpunkt zwischen reiner Materie und reinem Geist. Auf seine Weise drückte es der Zen-Meister Willigis Jäger aus. „Spiritualität, die nicht im Alltag ankommt, ist keine Spiritualität." Ein gelingendes Leben zeigt sich in der Individualität der Phase 4, die klug und angemessen die Fähigkeiten aller anderen Ebenen integriert und zum Ausdruck bringt.

Für eine differenzierte Behandlungspraxis ist das Kennen und Verstehen der einzelnen Phasen eine große Hilfe. Das Ebenenmodell bietet uns dabei eine gute Orientierungsmöglichkeit, wenn wir es mit „Verwirrungen" der Selbstorganisation zu tun haben, die aus Erfahrungen und Belastungen mehrerer Phasen gleichzeitig herrühren.

Den Phasen 1 und 2 (materielle und physiologische Grundlagen unserer Existenz) sind viele Schock- und Trauma Reaktionen zuzuordnen. Zur Phase 2 gehören auch die energetisch-psychischen Belastungen durch magische Ängste, die sich besonders deutlich im Aberglauben, Abhängigkeit von Glücksbringern und anderes mehr zeigen. Die Kenntnis der Phasen 2 und 3 eröffnet uns das Verständnis mancher Wirkkräfte und Mechanismen aus dem Bereich der systemischen Belastungen.

Die Behandlung erfolgt in der Regel nicht oder nur am Rande auf den Ebenen, auf denen die Verwirrung vorliegt. Verwirrungen, die in den Phasen 1 bis 3 entstanden sind, mit Gegenimpulsen auf der gleichen Ebene klären zu wollen, kann sehr problematisch sein, wenn wir nicht gleichzeitig über ein Verständnis der höheren Ebenen und ihrer Kräfte verfügen. Um mit diesen gesundheitlichen Belastungen gut umgehen zu können brauchen wir eine Metaebene, einen Ansatzpunkt für unser Handeln der außerhalb des Problemkomplexes selbst liegt. Diesen Ansatz eröffnen uns die Interaktionsmöglichkeiten der Phasen 4, 5, 6 und 7.

Ohne dieses Wissen entsteht aus energetischer Sicht schnell ein Ringen mit der Frage, wer bei der vorliegenden Problematik der Stärkere ist, die Kräfte der Verwirrung oder die Kraft und das Geschick des Therapeuten. Dem magischen Denken und den magischen Ängsten, dass man sich und den Patienten vor irgendwelchen Energien schützen müsse, werden dabei Tür und Tor geöffnet.
Mit der Betrachtung der Situation aus der Warte der höheren Ebenen gewinnen wir den rechten Standpunkt für unser Tun.

Die Wirklichkeit setzt sich zusammen aus der Gesamtheit aller Ebenen. Gleichzeitig können wir jede Ebene einzeln erleben und den Wert, die Bedeutung jeder einzelnen Ebene würdigen. Eine schöne Analogie ist das klare Sonnenlicht. Für uns ist es einfach hell und farblos. Gleichzeitig enthält es alle Farben des Regenbogens – auch die Farben im Infrarot- und Ultraviolettbereich, die wir als Menschen nicht wahrnehmen können. Reines Licht ist die Summe aller Lichtfarben. Die Wirklichkeit unseres Lebens ist die Summe aller Wirklichkeitsebenen. In der Ortho-Bionomy® geht es immer um eine Begegnung mit der Wirklichkeit. Jede Ebene ist eine Facette der Realität. Sie ist konkret, keine Illusion. In ihr (der Realität) und mit ihnen (den Ebenen) leben und arbeiten wir.

Verknüpfung der Ebenen

Unterschiedliche Wertvorstellungen, verschiedene Weltanschauungen, soziale Prägungen und so weiter führen selbst bei „objektiv" identischen Außensituationen zu unterschiedlichen Bewertungen, intellektuellen oder emotionalen Antworten durch den Beobachter. „Objektive", das heißt formal identische Situationen lösen je nach Kontext ganz unterschiedliche Emotionen wie Wut, Freude oder Sorge aus. Je nach Emotion – eine Form der Energie – reagiert der Körper dann auf der dynamischen Ebene, sowie physiologisch und biochemisch unterschiedlich. Die Emotion wird über die Aktivierung der körperlichen Struktur sichtbar und kann diese sogar z.B. bei den Gefäßen und der Muskulatur langfristig verändern. Anschaulich zeigt der „Netter Atlas Neurologie" die Physiologie der Wut mit den mit ihr gekoppelten körperlichen Veränderungen.

Ein hoch abstrakter, nichtstofflicher energetischer Impuls wie eine gelesene Information kann über die ausgelöste Emotion der Angst eine Veränderung der Atmung, des Herzschlags, der Hormone und der Körperspannung bewirken.

Die Absichtslosigkeit und damit der Abschied vom linearen Denken „A bewirkt B" macht es uns schwer klare Handlungsweisen vorzugeben. Dieses vermeintliche Dilemma liegt in einer der Grundannahmen der Ortho-Bionomy® begründet: Ein funktionelles Symptom wird als Zeichen der aktuellen Selbstregulation verstanden und nicht per se als pathologische Belastung. Seine Ätio(patho)genese kann viele Faktoren umfassen oder die optimal mögliche regulatorische Kompensation darstellen. Sinnvoll erscheint deshalb vor allem eine Therapie, die zu einer gezielten Unterstützung der Selbstregulation auf allen Ebenen, auch auf der energetischen Ebene führt.

Viele Ausbilder in der Ortho-Bionomy®, Osteopathie und kraniosakralen Therapie haben das Spektrum der Wirklichkeitswahrnehmung und des Wirklichkeitsverständnisses ihrer Schülerinnen und Schüler erweitert. Dabei darf nie das Fundament rationalen Denkens und selbstkritischer Kontrolle der eigenen Konzepte verloren gehen. Rational ist dabei nicht gleichzusetzen mit der ausschließlichen Festlegung auf ein anerkanntes Denkmodell ohne die Bereitschaft, sich vom Neuen erfassen zu lassen.

Biomechanische Denkmodelle erklären nur ungenügend wenige Einzelaspekte unserer Wirklichkeit. Sie sind erkenntnistheoretisch unzureichend, wenn sie verabsolutiert werden. Speransky, der Nachfolger Pawlows, wies schon in den 1920er Jahren darauf hin, dass das Denkmodell der Zellularpathologie Rudolf Virchows: „Finde die kranke Zelle und Du hast die Krankheit gefunden!" nur Spezialfälle korrekt abzubilden vermag. Ein Großteil dessen, was wir als Krankheiten bezeichnen lässt sich so nicht erklären. Es fehlen die funktionellen, kybernetisch in vernetzten Regelkreisen wirkenden Komponenten der Autoregulation (Hassenstein) die weitgehend für die spezifische Symptomentwicklung verantwortlich sind. Neue Beiträge zur Wissenschaftstheorie erweitern und vertiefen das Verständnis für unsere aktuellen ortho-bionomischen Arbeitsmethoden. Gleichzeitig stoßen wir immer wieder an die Grenzen des theoretischen Verstehens und brauchen Wege der Inspiration, so wie sie Arthur Lincoln Pauls mit seiner Sichtweise des Dao erlebte.

Bei konventionellen Untersuchungen therapeutischer Maßnahmen wird die Nichtberücksichtigung der energetischen Ebene zu groben Interpretationsverzerrungen führen. Wenn wir uns diese Verzerrungen bewusst machen führt uns das zu neuen Fragestellungen. Ein Beispiel sind statistische Erhebungen zur Akupunktur. Bei häufig genutzten Indikationen unterscheiden sich Verum- und Placebo-Akupunktur nur wenig in ihrer Wirksamkeit. Beide sind signifikant wirksamer als die Medikamente der Standardtherapie. Daraus wird nicht geschlossen, dass die Medikamente unwirksam sind, sondern vielmehr eine **nur** Super-Placebo-Wirkung der Akupunktur postuliert!

In der Untersuchung wurde ein wesentlicher energetischer Faktor nicht berücksichtigt.

Die erfahrenen Akupunkteure der Studie wussten bei den Standard-indikationen natürlich, welche Punkte sie hätten eigentlich stechen müssen. Man kann nicht **nicht** an die Punkte denken, die man eigentlich hätte stechen sollen. Damit fließen energetische Informationen von Seiten des Therapeuten in Richtung Patient. Die Patienten verstehen und reagieren auf die energetische Information durch Befindensbesserung auch bei der „Placeboakupunktur".

Bei weniger geläufigen Indikationen war eine echte Placebo-akupunktur möglich, da es jetzt den Therapeuten leichter fiel eine Nichtinformationshaltung einzunehmen. Das ist ein weiteres Beispiel für die Wechselwirkungen im Sinne des Ebenenmodells.

Aktiver Umgang mit Energiephänomenen:

Um effektiv und zugleich verantwortlich mit dem energetischen Aspekt des Menschen umgehen zu können brauchen wir differenzierte Kenntnisse der energetischen Werkzeuge, mit denen wir arbeiten möchten, der Kenntnisse der Regeln dieser Werkzeuge sowie die Fähigkeit, die damit verbundenen Erscheinungen und energetischen Phänomene wahrzunehmen und zu differenzieren.
Unser wichtigstes Instrument für die energetische Arbeit ist der Intellekt. Durch Fokussierung auf einzelne energetische Themen treten diese hervor und werden differenzierbar. Wir tun dies ganz selbst-

verständlich in anderen Lebensbereichen wie beim selektiven Hören oder Sehen.

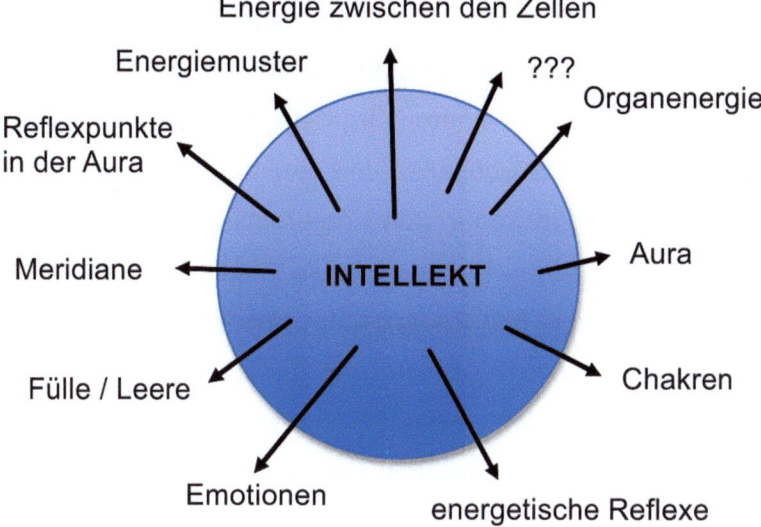

Abb. Der Intellekt im Zentrum der energetischen Arbeit

Während eines Konzerts kann man sich - die entsprechende Übung vorausgesetzt - abwechselnd auf bestimmte Instrumente konzentrieren oder aber auf die Phrasierungen etc. Je nach Fokus wird für uns ein Klangelement hervortreten. Andere Geräusche werden an Bedeutung verlieren und zurücktreten. Ähnliches gilt für das selektive Sehen beim Sammeln von Pilzen und Beeren oder beim Suchen eines Bekannten in einer Menschenmenge.

Die Alltagserfahrung unserer selektiven Wahrnehmung durch Fokussieren unserer Sinnesorgane auf besondere Fragestellungen und Themen lässt sich auf unsere Arbeit übertragen. Ob wir speziell den feinen kraniosakralen Bewegungen nachspüren und ihre Fortleitung in die umgebenden Strukturen wahrnehmen oder ob wir beim viszeralen „local listening" den inneren Organen „lauschen", jedesmal lassen wir uns auf den funktionellen und strukturellen Zusammenhang von freier Energie und Soma, den Körperstrukturen ein. Wir begegnen dabei energetischen Phänomen. Die Gleichzeitigkeit, die Überlappung von Struktur- und Energiewahrnehmung ist ein qualitativer Ausdruck funktioneller und struktureller Zustände in unserem Körper (im Ebenenmodell S.108). „Energie" bedeutet die therapeutisch genutzte Energieebene im engeren nichtstofflichen Sinne.

Niemand wird ernsthaft behaupten, er könne tatsächlich bei einem halbwegs gesunden Menschen das Ligamentum coronarium dexter der Leber, die Umschlagfalte von der Leberkapsel zum Zwerchfell hin physisch ertasten. Ein deutlicher qualitativer Kontakt, der uns aus der energetischen Wahrnehmung kommend eine relevante Aussage erlaubt, ist dagegen möglich. Nur muss klar erkannt werden und bewusst sein, dass diese Information eben eine energetische ist, wie sehr sie auch nach entsprechender Schulung in unserer Wahrnehmung einen durchaus physischen Charakter aufweisen mag.

Um sich im Dickicht der immer gleichzeitig existierenden energetischen Phänomene zurechtzufinden bedarf es einer gründlichen

Schulung in der Wahrnehmung der Charakteristika der Einzelebenen.

Unser uns selbst beobachtender Intellekt ist unser wichtigstes Differenzierungsinstrument. Wie und wo nehme ich in der Resonanz mit dem Patienten die Energie wahr?
Die häufigsten Wahrnehmungen sind mit unseren Sinnen assoziiert: Kinästhesie, Sehen und Hören. Geruchs- und Geschmacksassoziationen gehören ebenso dazu wie abstrakte Informationen in Form von Gedanken und Botschaften.

Das Wissen und die Vorstellung, dass Materie verdichtete Energie und Folge der Potentialität ist, kann helfen sich im Schema der aufsteigenden und absteigenden, stofflicher und immer weniger stofflich werdender Energieformen in der nächsten Abbildung die Orientierung zu erleichtern.

Wie die Differenzierung der energetischen Phänomene praktisch erlernt und geübt wird ist mit dieser theoretischen Einführung noch nicht angesprochen, aber eines ist gewiss: Ein tieferes Verständnis der Energie führt zu einer höheren therapeutischen Effizienz und zu einer erweiterten Wahrnehmung des ganzen Menschen.

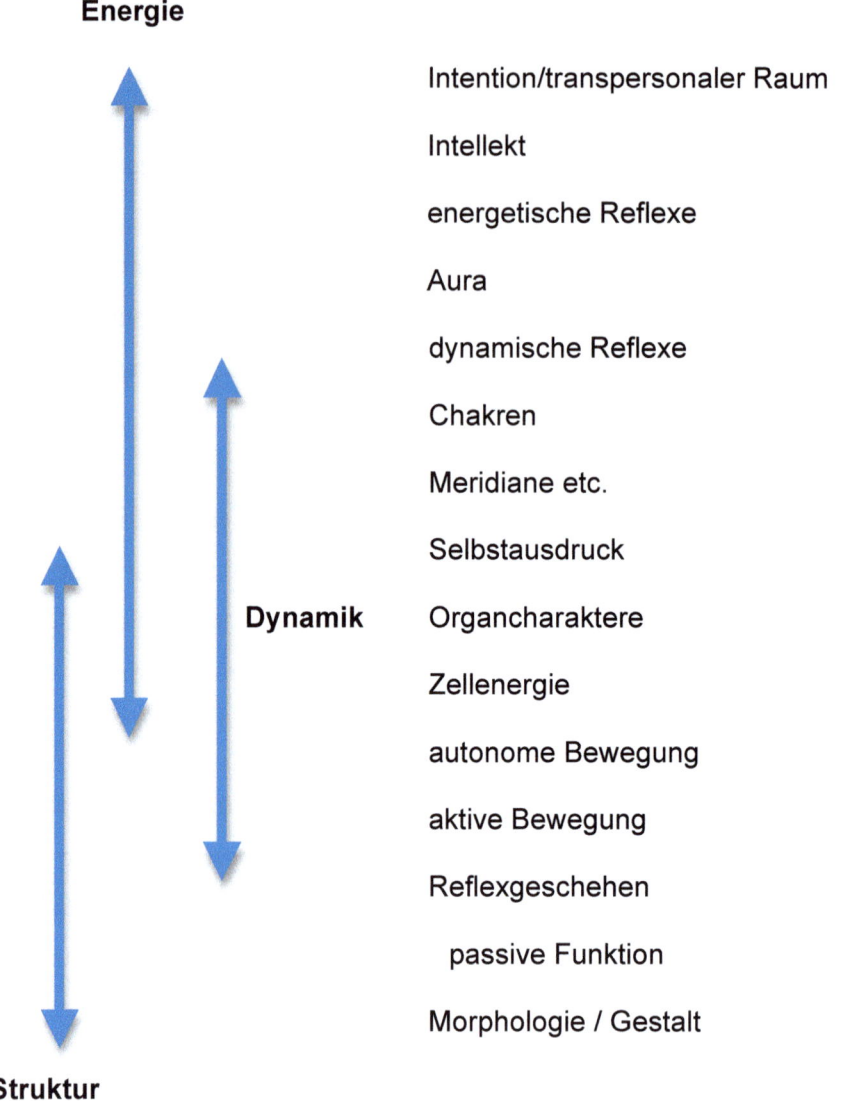

Energie

Intention/transpersonaler Raum

Intellekt

energetische Reflexe

Aura

dynamische Reflexe

Chakren

Meridiane etc.

Selbstausdruck

Dynamik   Organcharaktere

Zellenergie

autonome Bewegung

aktive Bewegung

Reflexgeschehen

passive Funktion

Morphologie / Gestalt

Struktur

Abb. „Energiegliederung" mit auf-/absteigendem Abstraktionsgrad:
Struktur = Phase 4, Dynamik = Phase 5, nichtstoffliche Energie = Phase 6

Dynamisches und energetisches Arbeiten

Während der körpertherapeutischen Arbeit mit Patienten kommt es fortlaufend zu dynamischen und energetischen Interaktionen. Je nach Ausbildungsstand des Therapeuten wird das dynamische und energetische Arbeiten entweder eher intuitiv oder aber sehr bewusst eingesetzt. Therapeuten, die in ihrer Ausbildung in diesen Aspekten nicht geschult sind, werden gar nicht oder eben nur unbewusst mit diesen Phänomenen umgehen. Sie fühlen sich vielleicht nach Behandlungen wie aufgeladen mit Energie oder umgekehrt müde und leer. Diese Zeichen einer ungewollten energetischen Interaktion können sie sich selber nicht erklären und lösen nicht selten Angst aus vor irgendwelchen schlechten Energien, mit denen man sich konfrontiert zu sehen meint.

In diesem Kapitel wollen wir uns das Umgehen mit dynamischen und energetischen Phänomenen bewusster machen. Für ein wirklich gezieltes Arbeiten mit energetischen und dynamischen Wechselwirkungen bedarf es immer einer gründlichen praktischen Anleitung.

In der Ortho-Bionomy® gehen wir davon aus, dass der Patient mit unserer Hilfe seinen Ist-Zustand besser wahr- und annehmen kann. Das geschieht als Erstes durch das Übertreiben der vorgefundenen Muster. Wenn ein Patient gewohnsheitsmäßig hinkt, ohne sich dessen bewusst zu sein, werden wir mit ihm das Hinkmuster in allen

Einzelheiten übertreiben, damit er sein Hinken wieder bewusst wahr-nehmen lernt. Einem Patienten umgekehrt direkt ein „richtiges" Ge-hen beibringen zu wollen ist unendlich komplizierter. Durch das Übertreiben des gewohnten Gangmusters regen wir den Patienten dazu an, das durch das Übertreiben wieder „merk-würdig" und „spür-bar" gewordene Bewegungsmuster zu überprüfen. Er wird je nach Zustand seine Bewegungsabläufe nach Möglichkeit so anpassen und optimieren wie es sich für ihn besser anfühlt. Nicht wir als The-rapeuten definieren deshalb das Behandlungsziel, sondern der Pati-ent entwickelt es aus sich selbst heraus. Wir haben uns, soweit es uns möglich ist, vom Korrekturgedanken, dem „Besserwissen" des Therapeuten verabschiedet.

Während unserer Behandlungen arbeiten wir als Zweites immer in die für den Patienten angenehme Richtung. Auf seine Rückmeldung sind wir angewiesen, da oftmals die vermeintlich „objektiv" freie Rich-tung keineswegs mit der angenehmen übereinstimmt. Bei den ersten Behandlungen führen darum wir unsere Patienten in das Prinzessin-nenprinzip ein. Unsere Patienten dürfen so sensibel sein wie die Prinzessin, die durch viele Matratzen eine kleine trockene Erbse spürt.

Über unsere Behandlung kann der Patient schrittweise lernen wieder zu spüren und ernst zu nehmen, wie er mit sich selbst umgeht. Das Selbsterleben dieses So-Ist-Es-Zustandes bezieht auch den Energie-zustand unserer Existenz mit ein. Der Patient gewinnt im positiven

Fall die Wahlfreiheit zurück, die Dinge in seinem Leben, die ihm schaden, zu ändern oder ganz aufzugeben, seien das eine ungesunde Lebensführung oder unbewusst angewöhnte, schädliche Arbeitshaltungen. Prinzipiell gilt: Nicht wir verändern den Patienten, sondern dieser Wandel muss von innen heraus aus dem Patienten selbst und in dem ihm angemessenen Tempo erfolgen. Darum brauchen wir als Drittes bei jedem Behandlungsschritt immer wieder die Rückmeldung des Patienten, wie es ihm gerade geht. Diese Rückmeldung müssen wir in jedem Fall respektieren.

Wenn es um die Arbeit mit den energetischen Aspekten unseres Seins geht wollen wir zunächst feststellen, dass diese Energie wertneutral ist. Es gibt weder eine „schlechte" Energie noch eine „gute" Energie. Energie ist Energie. Unterschiede ergeben sich aus der Art und Weise und der Zielsetzung mit der wir Energie einsetzen. Wenn ich Energie darauf verwende andere zu betrügen, so werde ich diesen Menschen schaden. Umgekehrt wird eine positive Zuwendung eher nützlich sein.

Nach unserer Erfahrung muss es in der Körpertherapie nicht zu sogenannten Energieübertragungen / Vermischungen kommen. Alleine die Vorstellung schürt magische Ängste. Da wir unwillkürlich ohne Unterbrechung in Resonanz gehen zu unserem Gegenüber - also seine Energie spüren und darauf reagieren – ist die Arbeit mit Patienten oft sehr anstrengend. Mit Angst und Schmerz umzugehen, zu helfen wieder aus Panik und Hoffnungslosigkeit herauszufinden kostet hohe Konzentration und ist harte Arbeit. Energieraub oder ähnliches muss man nicht als Erklärungsversuch bemühen. Um ein tieferes Verständnis von Dynamik und Energie zu vermitteln werden wir uns zunächst mit den damit verbundenen Begriffen beschäftigen. Was ist eigentlich gemeint, wenn wir von Dynamik und Energie sprechen? Beide Wörter kommen aus dem Griechischen.

Dynamik

Dynamis, griechisch: Kraft, allgemeine Triebkraft, auf Veränderung gerichtete Kraft.
Wir finden den Begriff Dynamik u.a. in der Akustik, der Psychologie, in der Physik und als Begriff für Vermögen, Kraft, Möglichkeit in der griechischen Philosophie.

In der Akustik meint Dynamik den Lautstärkenumfang, das Verhältnis von größter zu kleinster Lautstärke bei Sprache und Musik. In der dynamischen und energetischen Arbeit treffen wir auf analoge Phänomene. Wie einzelne Töne unterschiedlicher Lautstärke drängen sich je nach Dringlichkeit die unterschiedlichen Themen zur Bearbeitung in den Vordergrund. Wie Töne schwellen auch inhaltliche Themen wieder ab, treten in den Hintergrund.

Die Dynamik in der Mechanik beschäftigt sich mit Bewegungsänderungen von Körpern unter dem Einfluss von Kräften. Mechanische

Kräfte, mit denen wir den Körper in Bewegung versetzen kommen in der Ortho-Bionomy® vielfältig zum Einsatz.

Die dynamische Psychologie untersucht das seelische Antriebspotential, die Antriebskräfte, Instinkte, Triebe, Bestrebungen, die das seelische Leben verändern. In der Ortho-Bionomy® beginnen wir mit der Therapie auf der körperlichen Ebene. Wir lassen den Patienten dabei erleben, wie er mit sich umgeht. Er fühlt zum Beispiel durch das Gewahrwerden seiner körperlichen An- und Verspannung, dass er unter emotionalem Druck steht und angestrengt ist.

Eng verbunden mit der Dynamik ist die Emotion. Das Wort kommt aus dem lateinischen „emovere" und bezeichnet etwas, das aus der Bewegung heraus entsteht. Ein neues Gefühl, das sich in uns anbahnt, führt zu Veränderungen unseres Selbstausdruckes, unserer Mimik und Köpersprache. Da ein Gefühl (Emotion) ohne eine Körperwahrnehmung nicht möglich ist, arbeiten wir mit den dynamischen und energetischen Techniken immer auch direkt an der Ausdifferenzierung der körperlichen und emotionalen Selbstwahrnehmung. Wir stärken dabei die eigene Motivation des Patienten seine Lebensbedingungen seinen ihm innewohnenden Bedürfnissen anzupassen.

Energetisch, griechisch energetikos, bedeutet wörtlich übersetzt wirksam. Diese Übersetzung ist besonders faszinierend, da sie zeigt, dass energetisches Arbeiten schon dem Wortsinn nach wirksames Arbeiten meint.

Energie wird in der Physik definiert als jede realisierbare Kraft, die eine Änderung zu bewirken vermag. Im allgemeinen Sprachgebrauch beschreibt das Wort mehr die Ausstrahlung und die geistige und körperliche Tatkraft des Menschen.

Energie kann eine Größe sein, die auf verschiedene Weise in Erscheinung treten und gemessen werden kann. Energiezustände können sich unterschiedlich ausdrücken und in unterschiedliche Formen verwandelt werden. Elektromagnetische Energie zum Beispiel kann in mechanische Kraft, Schall, Licht oder Wärme umgewandelt werden.

Eine Energie mag zwar die gleiche messbare Größe haben, kann sich in der Qualität aber deutlich unterscheiden. Ein gutes Beispiel hierfür ist die Energieform Wärme. Wenn ein Kind hohes Fieber hat, fühlt sich die Hitzeabstrahlung des Kindes krank an. Ein Kind das draußen mit Freunden in der Sonne gespielt hat, ist ebenfalls erhitzt, die Qualität dieser Wärme ist aber völlig anders. Im letzteren Beispiel hat niemand das Bedürfnis Wadenwickel anzubieten. Ein anderes, gut nachvollziehbares Beispiel für schwer messbare, gleichzeitig sich stark unterscheidende Energiezustände, ist die Aufregung vor der Verabredung mit einem Menschen in den man frisch verliebt ist. Der Gegensatz dazu ist die Aufregung vor einer Prüfung. In beiden Fällen wird es zu einem heftigen Anstieg der Pulsfrequenz kommen, vielleicht steigt der Blutdruck. Aber von innen heraus fühlen sich die beiden Menschen ganz unterschiedlich.

Interessant ist die folgende Versuchsbeschreibung, die sich mit den messbaren physiologischen Unterschieden beschäftigt, die aus unterschiedlichen Gefühlslagen resultieren. In einem Versuch, bei dem Schauspieler bestimmte Emotionen durch typische Mimik, Gestik und Sprache wiedergaben, veränderten sich gleichzeitig ihre Herzfrequenz und ihre Hauttemperatur (nach Brockhaus). Sich in die Stimmung = Energie einer Situation zu versetzen löst demnach ähnliche Reaktionen aus wie das konkrete Erleben.

Änderung der Herzfrequenz/ Schläge pro Minute

	-2	0	2	4	6	8	10
Wut		---------------------------------------
Angst		------------------------------------
Trauer	-------------------------------
Freude	----------
Überraschung	-------
Ekel		------

Änderung der Hauttemperatur

	-0,02	-0,01	0	0.01	0.02	0,03	0,04	0,05	0,06	0,07	0,08	0,09
Wut			---									
Angst			---------									
Trauer			------									
Freude			--------------------									
Überraschung		----										
Ekel		------------------										

Mit diesen Grafiken wird gut veranschaulicht, dass alleine die Vorstellung von Emotionen - es handelt sich ja um Schauspieler - die Herzfrequenz und die Hauttemperatur stark verändert. Diese Beispiele veranschaulichen, dass es für die körpertherapeutische Arbeit wichtig ist, diese Qualitäten <u>wahr</u>-zu-nehmen.

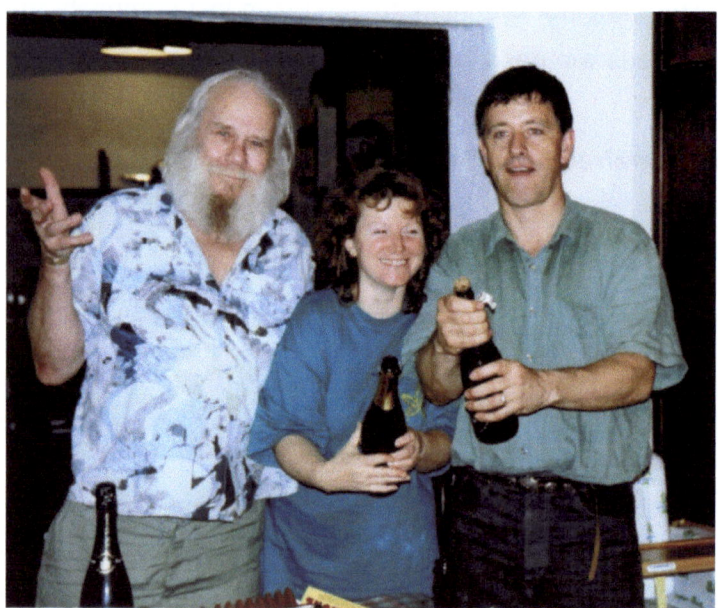

Abb. Arthur Lincoln Pauls ernennt Klaus G. Weber zum Phase 6 Lehrer

Welche Sinne haben wir für energetische Unterschiede?

Eine ganze Reihe physikalisch gut greifbarer Energieformen können wir mit unseren Sinnen wahrnehmen. Dazu gehören Druck, Zug, Wärme, Licht und Schall. Für andere physiologisch wirksame Energien ist die Antwort einfach und kompliziert zugleich.

Einerseits besitzen wir kein spezifisches Organ mit dem wir energetische Unterschiede spüren können. Andererseits bemerken wir, dass wir mit der veränderten Energie in Resonanz kommen. Für diese Wahrnehmung nutzen wir wieder unsere Sinne. Um die weniger messbaren Energien spüren und interpretieren zu lernen müssen wir unserer Selbstwahrnehmung Vertrauen schenken und sie schulen. Es geht um unsere unwillkürliche emotionale und körperliche Reaktion auf Änderungen im Befinden des Patienten. Als erstes vergewissern wir uns, wie wir uns im Moment aktuell fühlen.

Das erste wahrnehmbare veränderte Selbst-Gefühl, das sich in uns im Kontakt mit dem Gegenüber entwickelt ist eine der erwähnten Veränderungen. Wir merken, dass wir plötzlich wachsamer und eine Spur angestrengter sind. Vielleicht bemerken wir körperliche Reaktionen wie eine veränderte Atmung oder einen beschleunigten Puls. Dies können unsere Signale für eine energetische Interaktion sein.

In diesem Moment sollten wir nicht erschrecken oder gar in Panik verfallen und den Patienten „fallen lassen". Wir ändern zunächst unseren Behandlungsmodus. Wir nehmen uns mit unserer Empathie zurück und verstärken den strukturellen Anteil unserer Behandlung. Im Anschluss an die Behandlung beobachten wir die Situation noch mal kurz im Rückblick.

Was ist in uns geschehen bevor es zu unseren körperlichen Reaktionen kam? Bei unseren Kursteilnehmern haben wir häufig beobachtet, dass sie vor einer anfangs oft noch unbewussten energetischen Interaktion ihren Blickkontakt mit dem Übungspartner ändern. Sie schauen entweder eher nach innen gewandt, oder aber in irgendwelche Ecken des Raumes. Häufig waren unsere Teilnehmer alleine durch den bewussten Einsatz ihrer Augen in der Lage, den energetischen Modus aus ihrer Behandlung heraus zu nehmen. Wenn die Augenkontrolle nicht ausreichte, waren weitere Übungen hilfreich wie z.B. vor den Behandlungen immer erst den eigenen Zustand festzustellen: Wie fühle ich mich heute? Bin ich eher müde und angespannt? Oder wach und entspannt?

Die kurze Zeit, die wir dem eigenen Befinden schenken, kann uns helfen, ungewollte energetische Interaktionen zu verhindern. Wenn wir müde und unkonzentriert sind, vermeiden wir besser allzu empathiebetontes Arbeiten. Wir beschränken uns dann auf Techniken bei denen wir nicht auf besonderes Einfühlungsvermögen angewiesen sind, wie z.B. Schröpfkopfmassagen oder die Anleitung der Arbeit mit dem Thera-Band.

Dynamische Techniken

Die dynamischen Techniken sind nicht immer definierte, auf eine einzige Wirkung zielende Techniken im üblichen therapeutischen Sprachgebrauch. Man kann deshalb nicht sagen, benutze diese oder jene Technik um den Effekt a oder b zu erzielen. Es handelt sich eher um eine Sammlung von Handlungsmöglichkeiten, Werkzeugen, mit denen intensiver die Qualitäten als formal die Mechanismen der Selbstregulation angesprochen werden. Wie mit einem Werkzeug kann man mit einer dynamischen Technik in unterschiedlichsten Situationen arbeiten. Analog zu einem Werkzeug weist natürlich jede dynamische Technik eine eigene Form, eine Struktur auf. Dadurch sind sie untereinander zu unterscheiden.

Dynamische Techniken richten sich an die Dynamis des Menschen, seine Fähigkeiten, sein Potential zur Veränderung. Alle eingangs genannten Beschreibungen und Definitionen der Dynamik haben ihre Bedeutung für die dynamischen Techniken. Wie in der Akustik geht es um Intensitätsunterschiede, die abhängig sind sowohl von der Energie, die der Therapeut einsetzt und von der Energie, mit der sich der Patient zum Ausdruck bringt. Fokus und Dosis sind die Stichworte, unter denen dieses Thema besonders behandelt wird.

Für die psychologischen Aspekte der dynamisch-energetischen Arbeit geht es ganz besonders um die Kommunikation zwischen Therapeut und Patient. Was motiviert den Therapeuten in der Behandlung, was will er erreichen? Ähnliche Fragestellungen gelten für den

Patienten. Warum kommt er zur Behandlung? Patienten haben Schmerzen oder Bewegungseinschränkungen. Die Krankheit wird oft als Kränkung empfunden. Ein seelischer Leidensdruck kann sowohl den Patienten als auch in der wechselseitigen Resonanz den Therapeuten stark beeinflussen und wirkt sich so auf die Interaktion zwischen beiden aus. Falls wir die Behandlung von Traumafolgen mit einbeziehen wird die praktische Bedeutung der Narbenbehandlung, des Puzzle-Reflexes und der Chakra-Arbeit klar.

Auf der Ebene der Biodynamik fördern die dynamischen Techniken die Weiterleitung von Informationen in Funktionsketten, die Selbstorganisation kleinerer und größerer Organ- und Gewebe-Einheiten z.B. mit dem Balance Reflex. Das Rocking, die Behandlung nach Frakturen und die peripheren >kranialen< Rhythmen sind weitere Beispiele.

Wir sind davon überzeugt und finden es in der Erfahrung der Praxis bestätigt, dass alle Kräfte und Ebenen gleichzeitig wirken. Zusammen prägen sie das aktuelle Erscheinungsbild des Patienten, das Bild seiner gesundheitlichen Situation. Analog zur Physik wandeln sich dabei, abhängig von der aktuellen Notwendigkeit, ständig einzelne Wirkkräfte einer Ebene in andere Energieformen um. Mit den dynamischen Techniken versuchen wir, der individuellen Wirklichkeit des Patienten in ihrem dauernden Wandel möglichst gerecht zu werden, uns ihr leichtfüßig anzupassen und die in ihr sich ausdrückenden Kräfte für die Therapie nutzbar zu machen.

Energetisches Arbeiten

Gerade wenn es um das energetische Arbeiten geht, haben viele die Sorge in die Ecke der „esoterischen Spinner" gestellt zu werden. Was nach heutigen Kriterien nicht sichtbar bzw. messbar ist, kann nicht existieren, lautet ein häufig geäußerter Standpunkt. Selbst wenn wir die bei den dynamischen und energetischen Techniken wirksamen Energieformen nicht quantifizieren, nicht objektiv nachweisen können, so können wir sie dennoch spüren, ihre Wirkungen beobachten und reproduzieren, wenn wir uns darauf einlassen. Für uns ist energetisches Arbeiten dann sinnvoll und realitätsbezogen, wenn unsere Arbeit eine Veränderung im Patienten bewirkt. Ansonsten bleibt sie tatsächlich nur eine vage Hypothese.

Die Bedeutung energetischer Belastungen

Die physikalische Definition der Energie als wirksame Kraft gilt in gleichem Maße für das energetische Arbeiten am Körper. Sie ist zutreffend und aussagekräftig im Umgang mit der Lebensenergie, der biologischen Energie. Wenn wir von gestauten oder blockierten Energien sprechen, meinen wir, dass diese Energien dem Patienten nicht mehr frei zur Verfügung stehen und sie ihn möglicherweise sogar punktuell belasten.

Das kann der Grund sein, warum ein Patient vielleicht biomechanischen (Haltungsbelastung etc.), vegetativen oder emotionalen Stress nicht mehr integrieren, ausgleichen oder motorisch abbauen kann. Der Informationsfluss, die Selbstorganisation in den Funktionsketten des Bewegungsapparates und der Organkomplexe (Herz-Kreislauf, Verdauung etc.) wird durch eine körperlich / energetische Blockierung oder durch die Erschöpfung, eine Energieleere erschwert oder gar vollständig unterbrochen.

Ein energetisches Ungleichgewicht kann dazu führen, dass eine verletzte Region wie eine operierte Hüfte nicht in das Körperbild integriert werden kann oder dass nach einem Unfall trotz struktureller Stabilität der Knochen, der Bänder und der Muskulatur, keine funktionelle Stabilität und Belastbarkeit im oberen Sprunggelenk realisiert werden kann. Die Patienten fühlen sich dann unsicher und leiden unter Wetterfühligkeit und vielerlei anderen Beschwerden.

Gestaute, überforderte oder erstarrte emotionale Energie beeinträchtigt die Anpassungsfähigkeit der vegetativen Regulation, die kognitive Zuordnung und Verarbeitung von Außenreizen, die körperliche Selbstwahrnehmung und die angemessene Einschätzung sozialer Interaktionen. Allen einer Therapie nur schwer zugänglichen lokalen, segmentalen oder Organ übergreifenden Störungen, können energetische Phänomene zugrunde liegen.

Durch unsere therapeutische Handlung unterstützen wir die Patienten, eigene Wege zu finden, die es ihnen möglich machen, ihre Energie wieder frei zu nutzen.

Genau zu definieren, mit welcher, besser noch mit welchen Erscheinungsformen der Energien wir arbeiten, stellt immer wieder eine Herausforderung dar, da wir kein primäres Sinnesorgan für die Körperenergie besitzen. Die, wir könnten sie biologische Energien nennen, sind die Kräfte, mit denen wir durch Resonanz in Kontakt treten, mit denen wir in der therapeutischen Interaktion mit dem Patienten kommunizieren können (siehe Kapitel Phase 5 Reflexe).

Wir sind nicht in der Lage eine Herzstromkurve zu spüren, wir können kein EKG ersetzen, sehr wohl aber Wärme als belebende Wärme oder als kranke, unangenehme Hitze wahrnehmen. Spannung kann unter unseren Händen als wieder entdeckter Ausdruck von Wut, Ärger, Stress, als neu gewonnene Kraft oder als unangenehme Einschränkung, Verspannung erlebbar werden. Oft geht es in der Behandlung deshalb mehr um die Qualitäten, die thematische Zuordnung und den Informationsgehalt, als um die Quantität der wahrgenommenen Energie. Mit dem wachsenden Verstehen tritt die regulative Verwirrung zunehmend in den Hintergrund und die Selbstregulation kann wieder gelingen.

Die dynamischen Techniken und das energetische Arbeiten zielen also weniger auf die objektive physikalische Größe muskulärer oder faszialer Spannung, der Wärmeentwicklung etc. sondern mehr auf ihren Bedeutungsgehalt und ihre Dynamik. Die Wertigkeit der Bedeutung eines Zustandes kann sich allerdings durchaus in der Quantität der jeweiligen energetischen Präsenz ausdrücken.

Auf energetischer Ebene zu kommunizieren ist selbstverständlicher Teil unserer Alltagserfahrung. Energetische Kommunikation hat darum nichts Geheimnisvolles an sich. Das möchten wir anhand von Beispielen energetischer Erfahrungen deutlich machen, die jeder leicht nachvollziehen kann.

Stellen Sie sich vor Sie sitzen nachts in einem fast leeren Bus. Ein großer, kräftiger Mann steigt zu und setzt sich direkt neben Sie. Das ist zwar rechtlich zulässig, aber dennoch fühlen Sie sich eventuell latent bedroht und wahrscheinlich emotional und körperlich eher unwohl. Sollten Sie tagsüber den gleichen Bus benutzen, der jetzt sehr voll ist und die gleiche Person setzt sich neben Sie, so ist das dieses Mal weitgehend unproblematisch.

Wodurch entsteht der qualitative Unterschied in der Wahrnehmung? Im ersten Fall überschreitet der Mann uneingeladen eine energetische Grenze, Ihre Intimitätsgrenze, im zweiten Fall ist es normal und sozial angemessen, in großer räumlicher Nähe neben einem Fremden zu sitzen, da der Bus ja voll ist. An diesem Beispiel zeigt sich, dass ein Energiephänomen wie Ihre Intimitätsgrenze zum Ersten deutlich spürbar ist und zum Zweiten keine statische Größe darstellt, sondern sich situationsabhängig verändert.
Ein anderes Beispiel für ein energetisches Phänomen ist ein altes Kinderspiel: Mehrere Kinder verabreden sich, einen Menschen so

lange anzuschauen bis er sich nach ihnen umdreht. Auch wir Erwachsenen kennen das. Wir spüren es, wenn uns jemand intensiv anblickt. Noch deutlicher wird das, wenn der Blick mit Intentionen oder starken Emotionen besetzt ist, wie Ablehnung („wie sieht der denn aus") oder Bewunderung („ist die aber attraktiv").

Der hier beschriebene bewusst wahrgenommene und respektierte energetische Hintergrund ist wesentlich für einen gelungenen oder nicht gelungenen Patientenkontakt: Ein Arzt wendet sich in einem Fall seinem Patienten innerlich wirklich zu, schenkt den Erzählungen seines Gegenübers seine ganze Aufmerksamkeit. Im zweiten Fall ist der gleiche Arzt mit seinen Gedanken ganz woanders. Äußerlich, vermeintlich objektiv gesehen in der Wiedergabe einer Videoaufzeichnung, erkennen wir kaum Unterschiede. Wir sind schließlich darin trainiert, unser Gesicht und unsere Körpersprache zu kontrollieren. Der Patient wird die Situation dennoch als völlig unterschiedlich erleben, da sich die äußere Form nicht mit der inneren Wirklichkeit deckt.

Energetische Kommunikation gehört zu den Grundbedingungen und Grundmodalitäten menschlicher Kommunikation. Mit dem bewussten Erleben und Erlernen von dynamischen und energetischen Techniken erweitern und verfeinern wir unser Repertoire energetischer Kommunikations- und Verständnisfähigkeiten im Kontakt mit unserem gegenüber und mit uns selbst.

Erscheinungsformen der Energie

Nachdem wir uns grundlegend mit der energetischen Kommunikation beschäftigt haben, wollen wir auf einige Erscheinungsformen der biologisch wirksamen, aber nicht stofflich fassbaren Energien eingehen. Im Bemühen um rational überprüfbare und verantwortbare Therapiekonzepte wurden im Rahmen der ausschließlich naturwissenschaftlichen Orientierung der Medizin nicht messbare energetischen Interaktionen lange Zeit zunächst beiseite geschoben. Alles musste objektiv und messbar sein. Unsere Aufgabe ist es, die Elemente der für die gelingende Selbstorganisation so wichtigen energetischen Wirklichkeit des Patienten verantwortlich in den therapeutischen Kontext zu integrieren. Wenn es uns gelingt, eine gut geschulte energetische Wahrnehmung zu entwickeln, können wir auf mehr Ebenen als zuvor den Selbstausdruck unserer Patienten erkennen und mit ihm vielschichtiger therapeutisch kommunizieren. Im therapeutischen Zusammenhang lässt sich eine ganze Anzahl unterschiedlicher Erscheinungsformen der Energie beschreiben.

Energieformen im therapeutischen Kontext

Strukturgebundene Energien
- Strukturelle z.B. muskuläre Kraft
- Gewebepräsenz (Organe, Faszien, Reflexpunkte)
- Zellkommunikation (der Zellen untereinander)

- Energiefluss in anatomischen Funktionsketten (Verdauungs- trakt, Muskelketten, kraniosakrales System)
- Energiefluss in den Meridianen etc.

Energien im Feld um den Körper
- Aura (global und in Schichten, Referenzpunkte)
- Energiespirale
- Chakren
- Das transpersonale Feld

Psychische Energien
- Emotionale Energie
- Intellekt

Die nächste Aussage mag Sie überraschen. Mit die wichtigste und therapeutisch ausschlaggebende Energie (Wirkkraft), mit der wir bei den dynamischen und energetischen Techniken arbeiten, ist unser Intellekt, unser Geist. Ohne die intellektuelle Zuordnung und Ein- ordnung der wahrgenommenen Phänomene läuft unsere Arbeit Gefahr wenig kontrolliert, eher vage zu bleiben. Ohne Erkennen, Verstehen und einer sich daraus erschließenden klaren Motivation können wir nur schwer verantwortlich handeln. Marianne Volery betonte immer den Dreischritt: „Recognition, Motivation, Action". Erkennen, Suchen was notwendig ist, Handeln."

Jedem Handeln eines Therapeuten geht stets ein geistiger Akt voraus. Noch bevor wir einen Patienten de facto begrüßen fassen wir zuerst den Gedanken auf diesen Menschen zuzugehen und ihm die Hand zu reichen. Auch im therapeutischen Handeln sind die Gedanken weg- und handlungsweisend. Diese Aktivität läuft so schnell und unbewusst ab, dass wir die Gesamtheit unseres Geistes nur noch selten als den Motivator, den Impulsgeber unseres Handelns direkt registrieren. Noch weniger registrieren wir die Wirkungen des Intellekts auf die Qualität der Interaktionen. Nur wenn etwas anders als erwartet verläuft, wenn Handeln und Energie nicht übereinstimmen, stutzen wir, halten inne und denken nach. Davon lebt der Witz, wenn es verblüffende Brüche zwischen dem gebahnten Denken und dem tatsächlichen Geschehen gibt. Wer die Energie eines Witzes nicht versteht, der wird ihn nie lustig erzählen können.

Der Intellekt macht es uns möglich, Veränderungen unserer sensorischen Selbstwahrnehmung als energetische Interaktion zu registrieren und zu ordnen, sie durch Ausblenden von Reizen und durch Fokussierung geistig in den Vordergrund treten zu lassen.

Dies ist energetisch genauso möglich wie zum Beispiel eine akustische Selektion, mit der wir unsere Aufmerksamkeit vom Gesamtklang eines Orchesters weg auf eine einzelne Blas- oder Streichinstrumente etc. lenken.

Erst wenn wir diese selektiv gesteigerte Wahrnehmung unterschiedlicher Energien geübt haben, vermögen wir umgekehrt wie der Dirigent eines Orchesters im Vielklang der körperlichen Regulation einzelne Elemente gesondert anzusprechen.

Wir entscheiden mit unserem Bewusstsein auf welches Thema wir unseren Fokus lenken, mit welcher Qualität (der reinen Beobachtung oder der Begleitung – siehe dort) wir beim Patienten sind, mit welcher Intensität wir arbeiten, wohin unsere gebahnte Energie sich bewegt.

Jeder kennt den Stimmungswandel, wenn die Aufmerksamkeit des Gegenübers abgelenkt oder gesteigert wird, wenn jemand zu intensiv in Kontakt treten will. Das Besondere an der dynamischen und energetischen Arbeit besteht darin, dass wir im Gegensatz zum Alltag sehr bewusst und therapeutisch verantwortlich unterschiedliche energetische Interaktionen einsetzen.

Die unwillkürliche körperliche, wenn man so will, instinktive energetische Interaktion zweier Menschen wird in der Therapie vom Intellekt gesteuert und zu einem bewussten Werkzeug des Therapeuten transformiert.

Fokus und Dosis

Das Wort Fokussieren steht in der Optik für die Vereinigung eines konvergierenden Strahlenbündels auf einen Punkt. Die Dosis, was griechisch Gabe bedeutet, kennen wir aus der ärztlichen Verordnung. Der Arzt schreibt vor, in welcher Menge und in welcher Häufigkeit, also in welcher Dosis pro Tag ein Medikament eingenommen wird. Der Satz, dass die Dosis aus einem Stoff ein potentielles Gift macht (dosis fiat venenum) ist für die energetische Arbeit gleichermaßen gültig. Dies werden wir später an praktischen Beispielen verdeutlichen.

Für unsere Therapie könnte man Fokus übersetzen als die bewusst auf ein Ziel gerichtete Aufmerksamkeit und Achtsamkeit. Fokus meint dabei alle Facetten der gerichteten Aufmerksamkeit. Darum gibt das physikalische Bild fokussierter, auf einen Punkt gebündelter Strahlen den Grundgedanken des Fokus sehr gut wieder. Der Fokus ist dabei nur ein Grundmuster, das zunächst nichts aussagt über die Qualität, die Wellenlänge, den Informationsgehalt einer Strahlung oder den Zielort der Fokussierung. Fokussierung auf energetischer Ebene ist nie ein passiver Vorgang. Es werden dabei Informationsqualitäten durch den Therapeuten selektiv zum Einsatz gebracht oder beobachtet. Im Alltag ist das für Sie etwas durchaus Vertrautes. Wenn Sie etwas suchen, werden Sie selektiv Ihre Aufmerksamkeit auf eine bestimmte Farbe oder Form lenken, die dem gesuchten Gegenstand in irgendeiner Weise entsprechen.

Interessanterweise hat der Fokus eine deutliche Wirkung auf den Menschen, auf den der Fokus gerichtet wird. Durch physikalische Experimente ist in der Quantenphysik gesichert, dass die Absicht, also der Fokus des Untersuchers auf eine bestimmte Problemstellung die Ergebnisse der Versuchsanordnung beeinflusst und verändert. Für den Menschen als interaktives System gilt das in ganz besonderer Weise.

Wenn Ihr Gegenüber Ihnen die Hand auf die Schulter legt, so kann dies je nach dessen Fokus eine völlig unterschiedliche Qualität besitzen: Kontaktaufnahme, Trost, freundschaftlich Nähe, Ermunterung, prüfende Beobachtung und anderes mehr.

Der Fokus hat großen Einfluss auf die Kontaktqualität in der therapeutischen Interaktion. Wenn Sie im wahrsten Sinne des Wortes zerstreut, also nicht fokussiert sind, wird Ihr therapeutisches Handeln durch eine geringe Informationsdichte ausgezeichnet sein und damit weniger klar und effektiv wirken. Ein Fokus auf den falschen Ort oder den falschen Funktionskreis kann für den Patienten verwirrend und belastend sein.

Mit dem Fokus ist gleichzeitig die Frage der Dosierung der Reizintensität gekoppelt. Hohe Konzentration auf eine Struktur wird bei gut fokussierter Aufmerksamkeit als hohe Informationsdichte wahrgenommen und verarbeitet. Dies wird an energetisch empfindlichen Regionen, zum Beispiel dem Schädel sehr schnell als unangenehm empfunden. Die gebündelte, fokussierte Energie der Beobachtung wirkt dann wie ein Brennglas. Der Kontakt der Palpationshand wird als zu intensiv empfunden, der Fokus löst vielleicht Schmerzen aus.

Fokus und Dosis sind mit ausschlaggebend für die Qualität unserer Arbeit. Beim dynamischen Arbeiten richten wir unsere Aufmerksamkeit mit einem offenen Fokus wie beim Off-Fokus-Sehen auf ein Thema, bündeln sie aber nicht zu sehr. So können wir die fokussierte Region und deren Umgebung oder das fokussierte Thema und neu hinzutretende Elemente gleichzeitig wahrnehmen. Wir lassen die Eindrücke zu uns kommen so als würden wir eine Landschaft, einen Sonnenuntergang betrachten. Die Eindrücke strömen auf uns ein.

Sehr unangenehm ist es für den Patienten zu intensiv und zu genau beobachtet zu werden. Bei übersteigertem Fokus bekommt der Patient das Gefühl erdrückt zu werden. Das hat dann nichts mehr mit der Leichtigkeit und dem Raum geben zu tun, in dem ein Mensch sich ausprobieren und entfalten kann.

Ist die Dosierung zu stark wird wie bei einer Überdosierung von Medikamenten eine Verschlechterung des Zustands bewirkt. Das Zuviel an Dosis kann z.B.in der Überintensität der gerichteten Aufmerksamkeit, die keinen Raum für den Patienten lässt, bestehen. Genauso kann eine übermäßige Dauer der Interaktion oder eine übertriebene Häufigkeit der Reizsetzungen eine Überdosierung sein. Häufig ist die wohlgemeinte Absicht, seine Sorge nicht genügend für den Patienten zu tun, der Grund für eine energetische Überdosierung durch den Therapeuten.

Energetische Arbeit als Interaktionsphänomen

Energetisches Arbeiten im medizinischen Kontext

Energetische Therapien im engeren naturwissenschaftlichen Sinne sind Anwendungen mit unterschiedliche Formen von physikalischen Schwingungen wie Wärme, Licht, radioaktive Strahlung oder der elektromagnetischen Energie. Diese klassischen physikalischen Therapieverfahren sind nicht Gegenstand dieses Kapitels.

Dass energetische Phänomene für die Selbstorganisation lebensnotwendig sind, ist für den Bereich der bioelektrischen Energie wie im Rahmen der Reizleitung im Nervensystem und in der Muskulatur selbstverständlich. Die Bedeutung anderer Energieebenen für die Gesundheit ist in östlichen Medizinsystemen mit ihrem differenzierten Energieverständnis – Qi, Meridiane, Chakren etc. – seit langem etabliert. Mit diesen Quellen war Arthur L. Pauls durch seine Literaturstudien und vor allem durch die lange Praxis des Judo sehr vertraut. Qi, Hara, Aura und Chakren waren für ihn selbstverständliche Realität.

Im Westen spielte die in diesem Sinne energetische Ebene der Medizin meist nur eine Randrolle. Hahnemann sprach von der „geistartigen Wirkung der Homöopathie sowie von der Nützlichkeit des Handauflegens und einer Massage durch eine vollblütige Person". Heilungsrituale waren und sind in der anglikanischen Kirche anerkannt und bilden möglicherweise die Grundlage dafür, dass in England die Geistheilung auch in Krankenhäusern zusätzlich betrieben werden darf. Heute finden wir bei uns eine längere Tradition mit geregelten therapeutischen Vorgehensweisen im Zusammenhang mit den energetischen Ebenen des Menschen vorwiegend in der anthroposophischen Medizin. Schließlich hatte Rudolf Steiner die bemerkenswerte Gabe, die Aura eines Lebewesens relativ deutlich wahrzunehmen.

Im Alltag und im künstlerischen Umfeld genießen Energiephänomene eine vertraute Akzeptanz und Wertschätzung. Menschen sind spannungsgeladen, leer, ausgebrannt, kommen gut rüber, besitzen Ausstrahlung, ziehen andere in ihren Bann, sind ansteckend lustig, verstehen es große Menschengruppen zu dirigieren und vieles mehr.

In der Begegnung mit diesen zwischenmenschlichen Energien lassen wir uns anstecken, zur Ruhe bringen, versuchen uns abzugrenzen, lassen uns darauf ein. Immer spüren wir die Wirkung dieser energetischen Interaktionen und reagieren psychisch und körperlich darauf. Diese Interaktionsfähigkeit beinhaltet und begründet die Möglichkeiten und Potentiale energetischer Behandlungsformen.

Apparative Energie-Diagnostik und Behandlung - ein Irrweg

Um uns vielleicht schon vorweg unbeliebt zu machen: Unserer naturwissenschaftlichen Tradition entsprechende Bemühungen, energetische Therapien möglichst quantifizierbar und apparativ unterstützt zu betreiben, führen leider nur allzu oft in die Irre.

Manche technisch-energetischen Behandlungs- und Diagnoseverfahren werden mit dem Tod der charismatischen Begründer vergessen (Elektroneuraltherapie nach Crohn) oder verlieren an Bedeutung (Elektroakupunktur nach Voll). Trotz aller Bemühungen um Objektivität widersprechen sich immer wieder die therapeutischen Erfolge einiger weniger Protagonisten und die unsignifikanten Studienergebnissen die die Relevanz der Geräte klären sollen.

Dass die jeweilige Technik vielleicht der besondere Weg des Begründers war, mit Menschen therapeutisch-energetisch zu kommunizieren, wird außer Acht gelassen, weil nur wenige mit diesem Gedanken etwas anfangen können. Die Effektivität läge nicht in der apparativen Technik, sondern in dem über das Verfahren hergestellten Arzt-Patienten-Kontakt. Ein Problem „alternativer technischer Verfahren" liegt darin, dass quantitativ irgendetwas gemessen wird, dieser Messwert hinsichtlich seiner qualitativen Aussage aber nicht interpretiert werden kann.

John Upledger beschreibt in „Cell Talk", dass er ausführlich am College die Kirlianfotografie und die terminale Endpunktdiagnostik überprüft habe. Trotz andauernder objektiver Änderungen der Bilder ließ sich keine verwertbare Konstante finden - die Methode ist damit diagnostisch und therapeutisch sinnlos.

Ähnliches gilt für Verfahren, die im Nebenschluss durch Testampullen, Punktmessungen, Materialauflagen usw. gesundheitliche Belastungen etc. testen wollen. Die Summe der Variablen ist mathematisch unkontrollierbar. Wenig zielführend sind die Ergebnisse dieser Messungen. Wenn 20 Homöopathika, Isopathika, Mineralstoffe, vermeintlich ursächliche Infektionsfolgen oder Nahrungsallergene gefunden werden, so ist das für die Homöopathie wie die Schulmedizin unbefriedigend. Beide gehen einmütig von der gesicherten Erfahrung aus, dass man nur einige wenige Medikamente verabreichen sollte.

Was im Organismus energetisch geschieht und wie sich das in den Veränderungen der Messwerte niederschlägt ist in seiner ätiologischen und therapeutischen Relevanz weithin ungeklärt.

Apparative energetische Therapie kann gesundheitsschädlich sein. Jutta Rost, eine Wegbereiterin der Regulationsthermographie berichtete, dass es mit der Bioresonanz, wenn angeblich pathologische Schwingungen durch Gegenschwingungen „gelöscht" werden, zu einer kompletten Regulationsstarre kommen kann.

Quantität ist nicht gleich Qualität oder Inhalt

Quantitative Aspekte spielen auch für eine funktionell ausgerichtete energetische Medizin eine Rolle. Nehmen Sie als Beispiel die Chakren. Bei der Untersuchung mag das Kehlkopfchakra als schwach ausgeprägt oder als geladen, mit großer Fülle imponieren. Was bedeutet das? Im Füllezustand kann es sich um einen Menschen handeln, der gleich vor eine Klasse treten muss, eine Sitzung leiten möchte oder einen Vortrag halten wird. Er hat unwillkürlich seine kommunikativen Energien im Kehlkopfchakra aktiviert. Es wird damit stark und präsent erscheinen.

Andererseits könnte es sich um einen Menschen handeln, der „den Hals voll hat". Er wird nicht gehört, kommt nicht zu Wort, kann sich nicht verständlich machen und ist schier am Platzen.

Die relative Leere wird nach einem langenTag mit viel Kommunikation schlicht Zeichen des Erholungsbedarfs sein. Dieser Mensch wird zuhause vielleicht stöhnen: „Ich will jetzt erstmal meine Ruhe haben und mit niemandem mehr reden müssen." Natürlich kann eine relative Leere die Folge einer anhaltenden Frustration auf dieser Ebene oder einer physischen Verletzung des Kehlkopfs sein und vieles mehr.

Der Untersuchungskontext wird zusätzlich den Befund ändern. Wenn der Untersuchte in der Anamnese von einem Menschen erzählt hatte, mit dem er gerne spricht, wird sich als unwillkürliche energetische Begleitreaktion das Chakra anders verhalten als nach dem Bericht eines Kontaktabbruchs.

Keines der bekannten Messverfahren kann die in unseren Beispielen angesprochenen Differenzierungen rein technisch erbringen. Die Lösung liegt in der Schulung der eigenen Wahrnehmung der energetischen Ebene, wie wir sie für die Alltagssituationen schon angerissen haben. Nur so ist anschließend eine unterstützende und zielgerichtete Therapie möglich.

Bleiben wir beim Beispiel des Kehlkopfchakras. Als Erstes wird man die energetische Präsenz, die relative Fülle oder Leere wahrnehmen und beobachten. Form, Geschwindigkeit und Drehrichtung wären weitere „objektive morphologische" Aspekte der Energieform Chakra. Um die Bedeutung der aktuellen Energie besser verstehen zu können brauchen wir eine Schulung unserer Selbst-Wahr-Nehmung. Es gilt feine Änderungen im eigenen Befinden zu registrieren, die aus der Resonanz mit der Energie des Anderen resultieren. Nicht zuletzt sollten wir nicht vergessen einfach nachzufragen.

Die eigenen Veränderungen gegenüber des So-Seins vor dem Kontakt sind Folge der Interaktion mit meinem Gegenüber. Sie stellen eine sehr feine Ebene der Kommunikation dar, deren Bedeutung oft unterschätzt wird. Wenn ich das Chakra des müden Lehrers kontaktiere, fällt mir die Schwäche und Müdigkeit im Chakra auf, vielleicht eine leichte Abwehr, aber keine eigene Stress- oder Alarmreaktion. Bei dem Menschen, dem nie zugehört wurde, mag eine innere Trauer, Frustration oder Wut anklingen. Beim Füllezustand wird man sich mit dem ärgerlich gestauten Chakra schnell unwohl und gestresst fühlen, während der Kontakt bei dem Menschen vor seinem Auftritt eher als belebend und kribbelig anregend empfunden werden kann.

Diese meist als Empathie bezeichnete Interaktion eröffnet die Möglichkeit quantitativ und qualitativ angemessen zu reagieren und zu therapieren. Als Voraussetzung müssen wir bereit sein uns auf eine intensive Interaktion einzulassen. Die Patienten mögen diese besondere Aufmerksamkeit in der Regel sehr. Oft erhalten wir die Rückmeldung, dass zuvor noch nie jemand so offen und aufmerksam zugehört und gefragt habe.

Die zweite Voraussetzung ist die Bereitschaft sich auf die Vielfalt der Reaktionsmöglichkeiten der Menschen auf Außenreize und Lebenserfahrungen einzulassen und zu beobachten, wie man selbst mitreagiert. Man kann die Haltung einer reinen Beobachtung erlernen, in der man die Informationen kommen lässt und nicht bewertet. Besonders im energetischen Arbeiten ist diese bewusst neutrale Haltung wichtig. Die praktische Bedeutung dieser Haltung kann man an kinesiologischen Tests demonstrieren. Ein Untersucher, der von der Belastung durch Amalgam überzeugt ist, wird durch die Übertragung meist ein ihn bestätigendes Muskeltestergebnis erhalten. Ein anderer wird das Gegenteil bestätigt finden. Beide haben nicht die Belastung des Patienten getestet, sondern die Wirkung ihrer Überzeugungen auf den Patienten.

Lösungsangebote

Das energetische Arbeiten ist ein herausfordernder und unverzichtbarer Bestandteil aller therapeutischen Vorgehensweisen, die darauf zielen, den Menschen als Ganzes anzusprechen.

Unser persönlicher Lösungsweg im Problemfeld der vielen Irrtumsmöglichkeiten liegt in einer „handwerklichen" Ausbildung, wie wir sie in der Ortho-Bionomy® kennen. Diese beinhaltet ein sorgfältiges Training der Selbstwahrnehmung.

Nur so können wir in den Veränderungen unseres eigenen Befindens die im Gegenüber stattfindenden energetischen Regulationsvorgänge realistisch gespiegelt wahrnehmen und interpretieren. Wir überprüfen dabei die eigene Wahrnehmung durch Rückfragen oder im therapeutischen Gespräch.

Dafür muss man die Eigenschaften und Strukturen der einzelnen Energieebenen kennenlernen, um sie klar unterscheiden zu können, wenn man ihnen begegnet.

Für die aktive Arbeit brauchen wir die Disziplin, die es uns möglich macht, den Fokus und die Dosis der energetischen Behandlung gezielt zu steuern.

Gedanke – Absicht – Handeln: eine energetische Kette

Der Intellekt ist unser zentrales energetisches Kontroll- und Steuer-
instrument. Allein der Gedanke, eine Absicht, eine Entscheidung
bahnt physiologisch die darauffolgende Handlung. In diesem Sinne
sind Überlegungen, die zu einer Handlungsabsicht führen bereits
eine Energieform, da sie etwas bewirken.

Der Intellekt hilft uns, unsere Aufmerksamkeit einerseits auf eine
Energieebene zu konzentrieren oder sich andrerseits bewusst zu
öffnen um eine Vielzahl paralleler Eindrücke zuzulassen.

Fazit

Nur wenn es gelingt, die subjektiven Inhalte und Aussagen einer
quantitativen energetischen Veränderung bei einem Menschen zu
erfassen, kann es eine realitätsnahe energetische Behandlung geben. Dazu bedarf es der Würdigung der energetischen Interaktionen
in beide Richtungen und die Berücksichtigung der eigenen Wahr-
nehmungs- und Verständnisgrenzen. Problematisch sind eigene ge-
danklich-energetische Vorurteile, die sich leider nie ganz vermeiden
lassen. Deswegen gilt es die Bereitschaft zu pflegen, sich und die
eigenen Wahrnehmungen und Interpretationen gerade bei der energetischen Arbeit immer wieder in Frage zu stellen.

Letztlich kann energetisches Behandeln nur unter kundiger Anleitung
erlernt und geübt werden. Geräte ersetzen diese Übung nicht.

Palpation zwischen Struktur und Energie

Palpation - eine Frage der Begriffsbildung

Die Palpation ist eine Kunst. Unsere palpatorischen Fähigkeiten wachsen und differenzieren sich ein Leben lang. Die praktische Erfahrung zeigt, dass die palpatorische Information nur zum Teil eine Frage der "sensorischen Ausstattung" ist. Einen gesunden Körper vorausgesetzt, gibt es keinen Grund, warum nicht alle Menschen einen annähernd gleich guten Tastbefund erheben können sollten.

Unterschiede der Palpationswahrnehmung beruhen oft auf einem Mangel an Begriffen, der uns hindert, die wahrnehmbaren, bzw. wahrgenommenen Informationen zu differenzieren und uns bewusst zu machen. Ohne die Möglichkeit sprachlich und damit begrifflich zu unterscheiden, kann sich die Wahrnehmung fein differenzierter Informationen nicht weiterentwickeln. „Information ist ein Unterschied, der einen Unterschied macht." Dieser Satz lässt sich gut auf unsere Arbeit übertragen. Palpationsbefunde sind im Wesentlichen eine Frage unserer Fähigkeit der intellektuellen Zuordnung unserer sensorischen Wahrnehmungen.

Der Rahmen, in dem sich die Fähigkeit bewegt, Reizinformationen bewusst zuzuordnen, wird wesentlich geprägt von kulturellen, psychischen und weltanschaulichen Faktoren.

Hierfür ein Beispiel: Bei völlig normalem Hörvermögen ist es einem Deutschen in der Regel unmöglich, Unterschiede in den Lauten der japanischen Sprache wahrzunehmen, weil er nicht weiß, was er hören soll. Japanische Kinder können dafür den Unterschied von R und L physisch nicht hören. Ähnliches gilt für die Palpation. Spezifische Stress- und Traumawahrnehmungen unter der Palpation (siehe unten) können im Rahmen der Gegenübertragung von einem Untersucher instinktiv ausgeblendet werden. Unter weltanschaulich verstehen wir in diesem Zusammenhang unser individuelles Bild der Wirklichkeit. Was aus „wissenschaftlichen Gründen" nicht plausibel ist, wird oft nicht registriert. Was nicht sein darf, wird nicht wahrgenommen.

Der letzte Faktor ist bedeutsamer als viele von uns realisieren oder zugeben mögen. Manche Schulen der manuellen Medizin beschränken die Palpation auf sogenannt objektive Befunde. Damit glauben sie in „der wissenschaftlichen Gemeinde" Anerkennung erhalten zu können. Subjektive Wahrnehmungsanteile werden nicht registriert, negiert und dadurch einer qualitativen Interpretation entzogen. Die „objektiven" Befunde decken aber nur ein geringes Spektrum unserer palpatorischen Möglichkeiten ab. In der Folge kommt es bei Überschreiten der Grenze des objektiven Befundes häufig zu dem Phänomen, dass alle Beteiligten so tun, als ob der subjektiv, interaktiv erhobene Befund etwas Objektives sei, wie z.B. das angeblich objektive Tasten des Corpus eines gesunden Magens.

Die Zuordnung subjektiv erhobener, klinisch relevanter qualitativer Informationen als objektiven Palpationsbefund ist zwar psychologisch verständlich, führt aber leicht in die Irre, weil sie die Realität verfälscht. Sie schränkt wegen der unausgesprochenen inneren Abwehr zum Beispiel den therapeutischen Tiefenkontakt ein.

Vor weiterer Theorie möchten wir Sie zu einem praktischen Versuch zusammen mit einer anderen Person einladen.

Exemplarische Palpation

Es geht um eine Palpation an der Ellbogenregion im Vergleich beider Seiten. Formal besteht die Aufgabe darin, sich kontrolliert mit den Fingern durch die einzelnen Körperschichten bis zum Knochenkontakt einsinken zu lassen. Die Endphalangen der Hände liegen gelenknah auf dem Arm. Der Druck darf beim Tasten variieren.

Lassen Sie während des Tastens alle sensorischen und emotionalen Assoziationen zu und benennen Sie diese. Jede Schicht und jede Qualität wird von Ihnen benannt und beschrieben. Die Partner*in soll rückmelden, ob sie/er Ihre Eindrücke teilt, sie nachvollziehen kann oder ob sie/er anders empfindet.

Haut:
Zunächst ertasten Sie am Unterarm die Haut, schieben sie leicht hin und her, spüren gegebenenfalls die feinen Härchen auf der Haut. Wie ist die Spannung der Haut, ihre Temperatur, die Schichtdicke,

der Turgor (die Gewebespannung)? Ist die Haut präsent? Fällt es leicht, sich nur die Haut vorzustellen, sich auf sie einzulassen oder drängt sich eine tiefere Schicht unwillkürlich in die Wahrnehmung?

Unterhaut und Oberflächenfaszie:
Ist der Übergang von der Haut zum Unterhautgewebe oder zur Oberflächenfaszie leicht und fließend oder scharf markiert, nicht zu trennen oder auch anders zu beschreiben? Wie wirkt die Oberflächenfaszie auf Sie? Im Seitenvergleich zeigen sich oft große Unterschiede. Die Faszie kann so straff und trennend wirken, dass sie der tieferen Palpation einen Widerstand entgegensetzt. Sie kann aber auch weich in die darunterliegende Muskulatur hinüberführen.

Muskulatur:
Nicht selten ist bei einer sehr straff und trennend wahrgenommenen Oberflächenfaszie der von ihr umgebene Muskel mehr in seinen faszialen Anteilen zu spüren als mit seinen kontraktionsfähigen Fasern.
Es finden sich Diskrepanzen zwischen objektiver Größe und Ausprägung der Muskeln und ihrer Präsenz unter den Fingern.
Manchmal kommt es direkt nach der Faszie sofort zu einem Knochenkontaktgefühl, so als wäre die Muskulatur räumlich kaum vorhanden.
In anderen Fällen wirkt ein Muskel plastisch, elastisch, teigig, homogen, vielschichtig wie ein Bündel, lebendig, erschöpft, unruhig, angespannt, wie gemeißelt und vieles andere mehr.

Knochen und Periost (Knochhaut):

Gelegentlich trifft man, bevor beide, Untersucher und Proband das Gefühl haben, dass man auf dem harten Widerstand des Knochens angelangt sei, auf den zäh-elastischen Widerstand des Periosts. Dessen Dicke kann in der subjektiven Präsenz sehr unterschiedlich ausgeprägt sein. Zu den bemerkenswerten und nicht seltenen Befunden gehören der überpräsente Knochen und die erschwerte, bzw. Nichtwahrnehmung des Knochens. Da ist zwar ein harter Widerstand, aber wir haben keinen qualitativen Kontakt mit dem Knochen. Im letzteren Fall berichten die Übungspartner oft von unangenehmen Sensationen, wenn der Untersucher sich noch mehr fokussiert, also mental anstrengt um den Knochen wahrzunehmen. Der Palpationsdruck ist dabei annähernd unverändert geblieben.

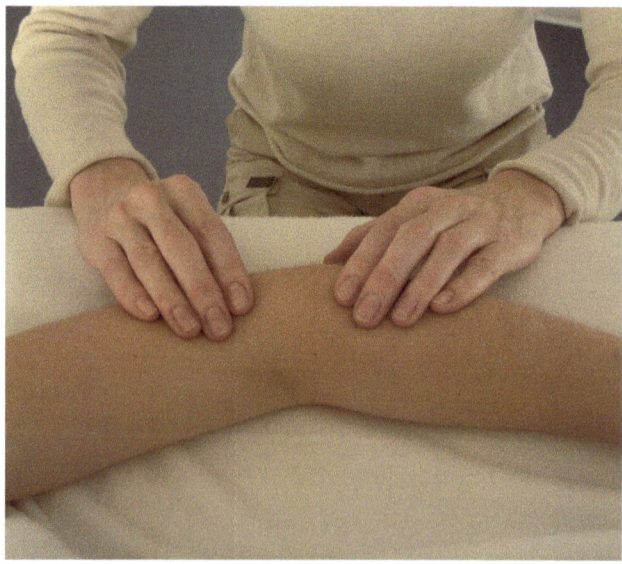

Abb. Fokussiertes Tasten durch die Schichten

Therapeutische Konsequenzen

In den folgenden Abbildungen werden schematisch subjektiv unterschiedliche Palpationsbefunde dargestellt, wobei der anatomische Aufbau objektiv gesehen identisch sein kann. Sie können leicht ermessen, dass die subjektiven Eindrücke therapeutisch von großer Bedeutung sind.

Bei Beschwerden des Armes oder der Schulter werden eine eher überpräsente Muskulatur und ein unter der Palpation in den Hintergrund tretender Knochen anders zu behandeln sein als eine kaum präsente Muskulatur und eine dominierende Knochenwahrnehmung. Überpräsenz durch Belastung und als traumatische Stressreaktion oder das Ausblenden aus dem Körpermuster aus ganz ähnlichen Gründen können dahinterstehen.

Eine im Untersucher anklingende emotionale Resonanz, das Gefühl von inneren Zusammenhängen mit anderen Körperstrukturen ist ebenso bedeutsam. Funktionsketten können sich muskulär, ossär, faszial, an anderer Stelle auch viszeral, unter der Palpation bemerkbar machen und erschließen so neue Behandlungsaspekte.

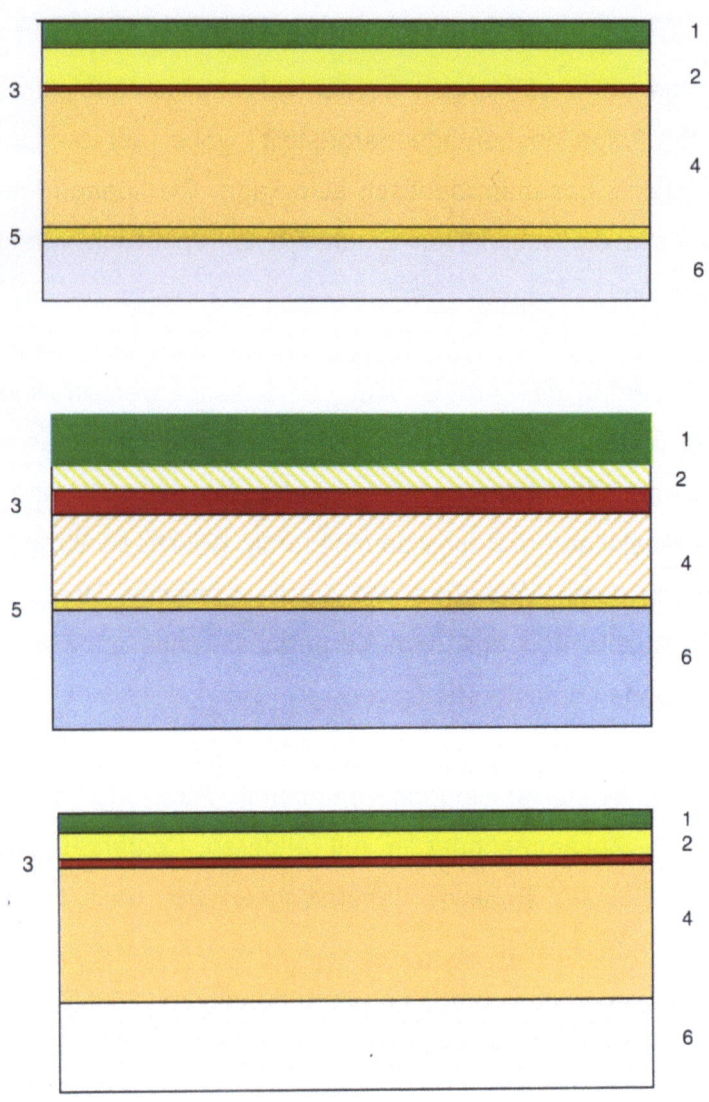

Abb. Subjektive Wahrnehmung Schichtdicke der 1. Haut, 2. Unterhaut,
3. Oberflächenfaszie, 4. Muskulatur, 5. Periost, 6. Knochen

Fokus und Kontakt

Als Therapeuten sprechen wir bei aller Ganzheitlichkeit, die wir anstreben, im Moment der Behandlung vorwiegend Einzelaspekte der komplexen Wirklichkeit des Patienten an. Entscheidend ist, dass wir die Wahl bewusst treffen, mit welchem Fokus wir arbeiten - mehr strukturell, funktionell-dynamisch oder energetisch. Es ist immer wieder verblüffend, wie diese Wahl zu unterschiedlichen Kontakt- und Wirkqualitäten führt. So erweist sich der aktive Intellekt als eine echte Energieform, als Kraft, die eine Änderung zu bewirken vermag. In der Berührung besitzen wir das therapeutische Mittel, mit der wir unsere Wahl realisieren.

Die Ergebnisse der Palpation leiten über zum gezielten therapeutischen Handeln. Während die therapeutische Intervention eher selektiv definierte Ebenen und Funktionen anspricht und häufig thematisch fokussiert ist um vom Patienten klarer verstanden werden zu können („weniger ist mehr"), sollte die Palpation möglichst offen sein für alle einströmenden Eindrücke. Wichtig ist dabei eine Offenheit, mit der wir die Eindrücke unter der Palpation einfach als solche registrieren und sie möglichst wenig bewerten und zuordnen. Strukturelle, wenn man so will, halbwegs „objektive" Befunde besitzen weder eine höhere noch eine geringere Wertigkeit wie die mehr subjektiven energetischen Eindrücke.

Wodurch wird Therapie wirksam?

Für die Wirksamkeit einer Behandlung mit Ortho-Bionomy® ist nach unserer Erfahrung die Qualität der Interaktion zwischen Therapeut und Patient genauso wichtig wie die gewählte Technik. Die handwerkliche Basis unserer Arbeit findet man ausführlich dargestellt in unseren Standardlehrbüchern: „Weiche manuelle Techniken der Ortho-Bionomy®", „Dynamische und energetische Techniken", „Kraniosakrale Therapie", „Neurolymphatische Reflextherapie".

Die Behandlungsprinzipien sind der zweite unabdingbare Baustein für eine erfolgreiche Therapie. Durch sie wird deutlich, dass wir nicht am, sondern mit unseren Patienten arbeiten.

Als Drittes geht es uns in diesem Buch um die energetische Interaktion. Interaktion bedeutet nicht nur, miteinander zu sprechen. Für Körpertherapien spielt die verbale Kommunikation zunächst nicht die primäre Rolle. Intensiver verbaler Austausch oder Plaudern über nicht zur Therapie gehörende Themen können uns und den Patienten von der Körperwahrnehmung ablenken, sind absolut störend. Wir wissen, dass auch ohne gesprochenes Wort ständig eine Kommunikation zwischen den Beteiligten stattfindet. Diese nonverbale Ebene der Begegnung bezeichnen wir als "energetische Ebene".

Wir sind zugleich Sender und Empfänger von Informationen. Kritische Distanz und einseitige Fokussierung auf "objektive" Parameter sind die effektivsten Ausblendungsmechanismen gegen Energieinteraktionen z.B., wenn wir den Patienten sachlich distanziert anfassen, an ihm und weniger mit ihm arbeiten.

Wir wissen, dass die Wirkung des körperlich-energetischen Zwiege-sprächs den ganzen Organismus mit einbezieht. Es wirkt lokal, über körperliche und energetische Funktionsketten, stimuliert die Selbst-regulation, beeinflusst das Vegetativum, die Emotionen, die Psyche und differenziert über die Steigerung der körperlichen Wahrnehmung die bewusste Selbstwahrnehmung. Dabei brauchen wir einen ange-messenen und klaren Fokus.

Veränderungen der eigenen Befindlichkeit können während der Ar-beit klare Botschaften vermitteln: Ein weiterer oder intensiverer Kon-takt ist hier nicht gewünscht, es treten zunehmend emotionale Wahr-nehmungen in den Vordergrund oder die Erkenntnis, dass man sich der eigentlichen Quelle der Beschwerden nähert und vieles mehr. Bei der Deutung ist immer Vorsicht geboten. Die Muster der Wahr-nehmungen müssen für den Patienten und den Therapeuten nicht dasselbe bedeuten. Das Spüren veränderter Sinnesqualitäten be-dingt nicht automatisch ein korrektes Verständnis der Informationsin-halte. Kribbeln kann angenehme Spannung oder Angst bedeuten - Kühle kann Entspannung oder Erschöpfung bedeuten - Schwingen Leichtigkeit oder Haltverlust. Wir müssen immer wieder offen formu-lierte Fragen (im Gegensatz zu Suggestivfragen) stellen: was bedeu-tet diese Körperwahrnehmung für unseren Patienten?

Wenn wir achtsam und freundlich auf unsere und die Grenzen unse-rer Patienten achten, wird die körperlich-energetische Begegnung für beide Seiten eine Bereicherung sein.

Die ortho-bionomischen Reflexe der Phase 5 und Phase 6

An den von ihm in der Phase 5 und Phase 6 gefundenen Reflexen zeigt sich Arthur Pauls geniale Intuition und Offenheit gegenüber der Wirklichkeitserfahrung. Wie uns allen begegneten ihm die Reflexmuster immer wieder im eigenen Alltag. Das Besondere war, dass er innehielt und sich klarmachte, dass ihm etwas ganz Wichtiges widerfahren war, ohne dass er die von ihm gefundenen Phänomene im Augenblick der Konfrontation sofort verstanden hätte oder einen praktischen Nutzen hätte benennen können. Arthur Pauls spürte aber die ordnende Kraft der energetischen Muster und schenkte diesen Mustern, die er „Reflexe" nannte, die ihnen gebührende Aufmerksamkeit. Heute, nach 20 jähriger Beschäftigung mit den Reflexen, wissen wir mehr über ihre Funktion, haben didaktische Wege für die Vermittlung und viele Anwendungsmöglichkeiten gefunden.

Anders als der Patellarsehnenreflex oder der Lidschlussreflex sind die Phase 5 und 6 Reflexe keine Reflexe im Sinne der Physiologie.

Der Nobelpreisträger für Fundamentalphysik Robert Laughlin beschrieb, dass die Welt, wie wir sie kennen, auf Naturgesetzen und Ordnungsprinzipien beruht. Wenn eine gewisse Komplexität erreicht ist, entsteht mit Hilfe der Ordnungsprinzipien etwas qualitativ Neues. Laughlin nennt diesen Vorgang Emergenz.

Mit den in der Phase 5 gefundenen Reflexen hat Arthur Pauls fundamentale Organisationsmuster entdeckt, die auf allen Ebenen der

Wirklichkeit (siehe das Ebenenmodell) ordnend im Sinne einer Emergenz und einer Entfaltung wirken. Die Namen benennen den Kontext in dem er den „Reflexen"begegnete oder ihr Muster.

Unverzichtbar für unsere Arbeit ist der **Regret Reflex**. Es geht um die besprochenen Resonanzreaktionen, mögen sie über Spiegelneurone oder was auch immer vermittelt werden. Jedem ist vertraut, wie sich die eigene Stimmung ändert im Kontakt mit anderen Menschen, selbst wenn objektiv angeblich nichts geschehen ist. Anspannung und oder Angst übertragen sich ebenso wie Gelassenheit oder Heiterkeit. Die Resonanz wird links in der Abbildung als Muster dargestellt. Die rechte Hälfte symbolisiert mit dem Auge unsere Bereitschaft, diese Wechselwirkung bewusst auf uns wirken zu lassen.

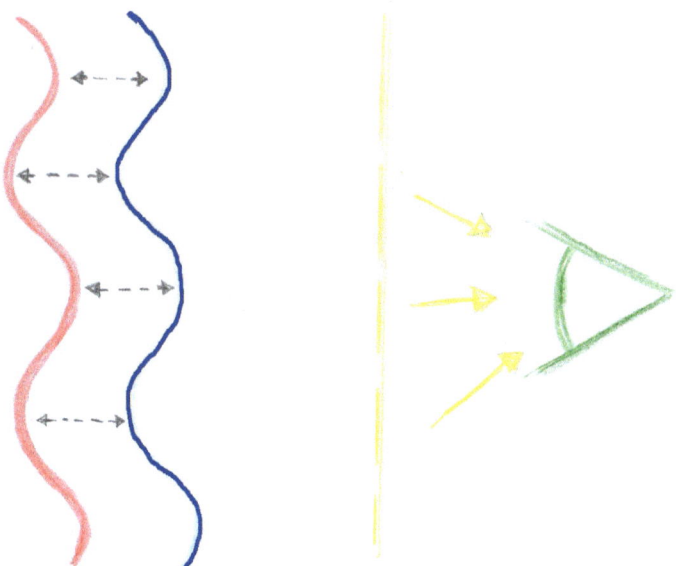

Abb. Regret Reflex

Beim **Rebound-Reflex** geht es um die Abfolge Reiz, Reizverarbeitung (Pause) und Reizbeantwortung. Wir erhalten eine Information, bedenken diese, ziehen unsere Schlüsse und beantworten den Reiz.

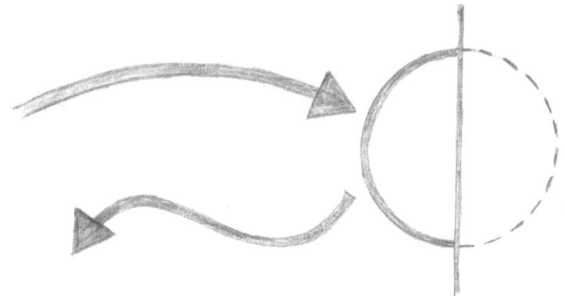

Abb. Rebound Reflex

Der **Follow on Response** hilft uns einen letzten Widerstand zu überwinden. Nach der zweiten, dritten Aufforderung mit ins Kino zu gehen überwindet man die eigene Trägheit und geht vergnügt mit.

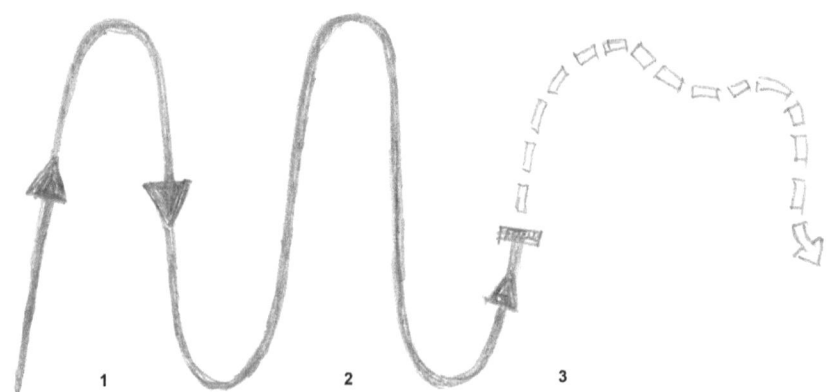

Abb. Follow On Response

Etwas anders verhält es sich mit dem **On Going Action** Reflex. Hier nehme ich mich immer mehr zurück und lasse dem anderen zunehmend mehr Raum. Ein Beispiel ist der Fahrradunterricht für ein Kind. Am Anfang stütze ich das Kind, halte es dann noch an der Jacke, während ich nebenher laufe, lasse es los, laufe weiter nebenher und begleite es am Ende nur noch mit meiner Aufmerksamkeit.

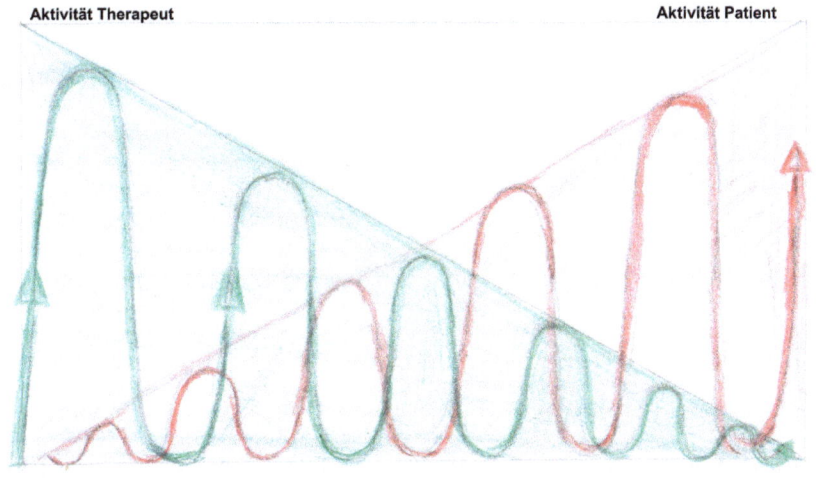

Abb. On Going Action – li. Aktivität des Lehrers re. des Kindes

Beim **Balance Reflex** geht es um die wechselseitige Kommunikation in einem Funktionszusammenhang – wie die Bälle, die bei einem Tischtennisspiel hin und her geschlagen werden oder eine Wippe mit zwei Personen. Im Alltagsleben begegnen sich zwei Fremde auf einer Party, suchen ein gemeinsames Interessensgebiet und beginnen eine immer flüssiger werdende Unterhaltung.

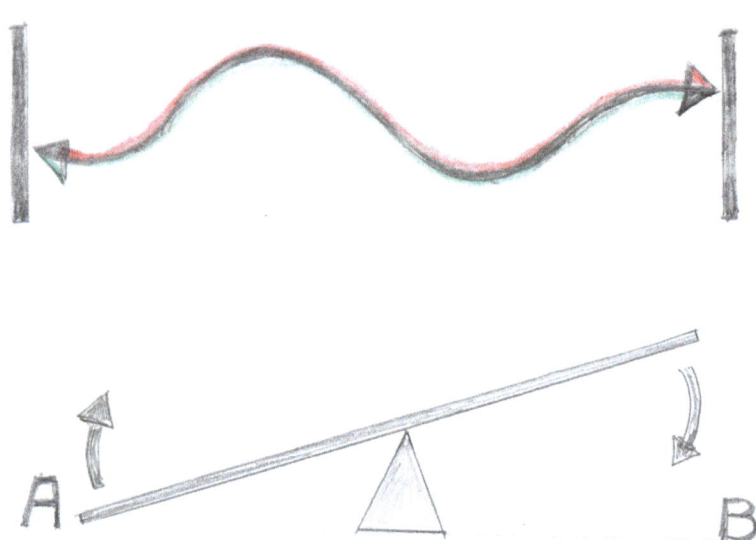

Abb. 2x der Balance Reflex mit unterschiedlicher Symboldarstellung

Den **Volery Syndrome** gibt es auf zweierlei Art. Einmal in der direkten Version, die wir auch das „Spechten" nennen. Es handelt sich dabei um feine direkte Impulse um ein in seiner Gewohnheit gefangenes oder nicht reagibles System anzuregen. Stellen Sie sich vor, Sie wollen ein Kind wecken, ohne es zu erschrecken. Dann haben Sie die Qualität eines zarten direkten Volery Syndrome.

In der umgekehrten Situation gibt man einer gestauten oder verwirrten Situation durch umgekehrte Impulse nach außen mehr Raum.

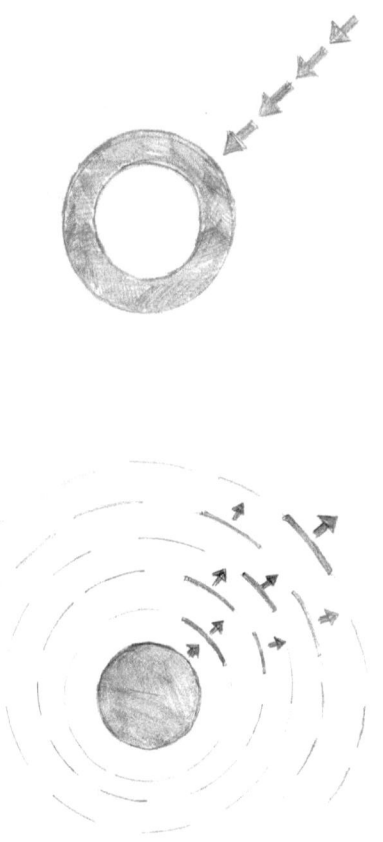

Abb. Volery Syndrome direkt (oben) umgekehrt (unten)

Die **Phase 6 Reflexe** transzendieren die aktuelle Situation bis zu einem gewissen Grad: die energetische Ebene von Raum, Zeit und thematischer Orientierung. Mit ihnen nutzen wir die Möglichkeit, eine Situation von außen, von einer Metaebene aus zu betrachten und damit umzugehen.

Mit dem **Ciny Time Zone** Reflex nutzen wir die Relativität der Zeit, soweit sie biologisch erlebbar ist. Anwendung findet dieser Reflex besonders in der Traumatherapie - wenn es darum geht belastende Erfahrungen aus früheren Lebensabschnitten besser im Hier und Jetzt zu integrieren.

Der **Space between the Notes** Reflex erhielt seinen Namen in Anlehnung an Claude Debussy's Satz: „Die Musik liegt zwischen den Noten." Mit diesem Reflex stärken wir den inneren Kontext einer Situation oder eines Funktionszusammenhanges. Er hilft uns die rechte Abfolge der Therapieschritte zu finden oder im Alltag, eine Stimmung wie die eines Geburtstagsfestes zu kreieren und durch den Tagesverlauf aufrecht zu erhalten.

Der **Puzzle Reflex** hat eine direkte und eine umgekehrte Wirkrichtung. Mit dem direkten Puzzle öffnen wir den Raum für das Wissen des morphogenetischen Feldes, unterstützen zum Beispiel Patienten, die mit einer Hüftprothese nicht zurechtkommen obwohl medizinisch alles in Ordnung ist. Beim umgekehrten Puzzle Reflex können belastende und verwirrende im Gewebe gespeicherte Informationen an das Feld abgegeben werden

Epilog - der Sand Dollar

Teilweise aus Arthur Pauls eigenen Erzählungen wissen wir, wie der Sanddollar es zum Symbol der Ortho-Bionomy® gebracht hat. Angeblich fand Arthur Pauls seinen ersten Sanddollar 1976 in Kalifornien, ohne vorher je einen gesehen oder davon gehört zu haben. Die Legende besagt, dass Arthur damals ein Wappentier, ein Symbol für seine Methode suchte, bis er es schließlich aufgab weiter zu suchen und stattdessen vom Symbol selber gefunden wurde. Er nahm den Sanddollar in die Hand und wusste, das ist es!

Dass er noch nie einen gesehen haben soll, erscheint unwahrscheinlich, da an den Stränden seines Heimatortes Nanaimo Sanddollars in Mengen zu finden sind. Wie wir selbst erleben durften, lassen sie sich dort manchmal trotz großer Mühe nicht finden, um sich dann zu zeigen, wenn man die Suche aufgibt.

Für Arthur symbolisierten der Sanddollar und die Zeichnung darauf vielerlei. Vielleicht war es eine Erinnerung an die nächste Annäherung von Heimat für den Heimatlosen.

Die Perforationslöcher ähneln einer Hand mit ihren fünf Fingern.

Die Schalenzeichnung erinnert an die Energie eines Menschen mit geöffneten Armen und Beinen. Die auslaufenden Enden der „Blätter" sind nicht geschlossen, sondern öffnen sich ins Unbekannte.

Dass der Sanddollar subversiv einem Cannabisblatt ähnelt mag Arthur Pauls amüsiert haben, noch dazu, wo doch eine besonders starke Sorte auf einer Insel vor Nanaimo gezüchtet wurde.

Der Taler (Dollar) war für ihn zudem ein Symbol für die Überwindung der Armut und für den reichen Fluss grüner Energie.

Schließlich ist der Sanddollar ein Lebewesen, das es seit 250 Jahrmillionen gibt, sich immer wieder veränderte und in seiner Grundstruktur unverwechselbar blieb. Heute noch überlebt er in der Übergangszone zwischen den Elementen Wasser und Luft .... Das schien A. Pauls ein großartiges Symbol für die Ortho-Bionomy® zu sein.

Er hoffte, dass, sollte er in hundert Jahren wieder auf die Welt kommen, sich die Ortho-Bionomy® weiter entwickelt haben werde aber immer als Ortho-Bionomy® erkennbar sei.

So erinnert uns der Anblick eines Sanddollars - jeder in seiner Einzigartigkeit - an die Hoffnung und das Vertrauen in die Entfaltung unseres eigenen inneren Konzepts.

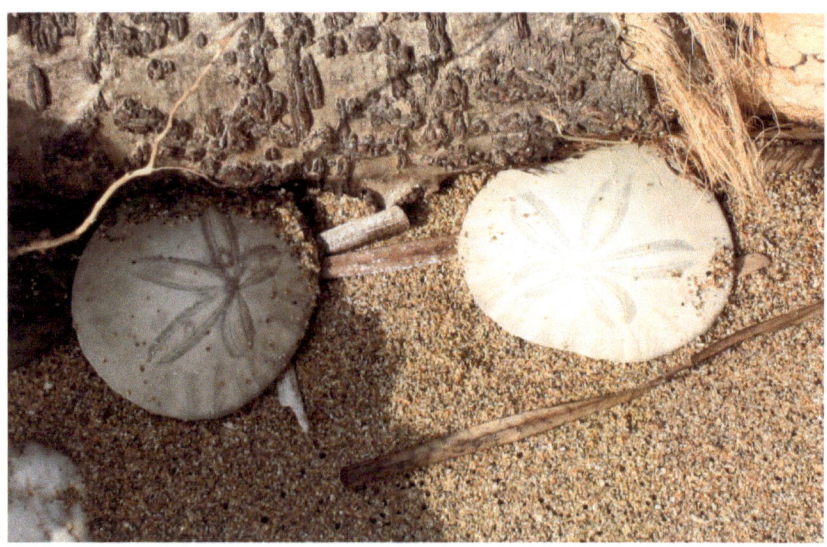

Abb. zwei Sanddollars

Literatur und Quellen

Alain Bienvenu; Le Corps et les Lois de la Vie, Editions Sully,
  Vannes Cedex 2000

Arthur Lincoln Pauls; CD „My Life"

Arthur Lincoln Pauls; The History and Philosophy of Ortho-Bionomy

Arthur Lincoln Pauls; Lehrfilme zur Ortho-Bionomy

Brockhaus Enzyklopädie Band 5 und Band 8, Brockhaus
  Leipzig 2005

Dürr, Hans-Peter; Geist Kosmos und Physik, Crotona,
  Ammerang 2002

Laughlin, Robert B.; Abschied von der Weltformel: Die Neuerfindung
  der Physik, Piper, München 2007

Valasek, Richard; About the Sanddollar (Internetquelle)

Volery, Marianne; persönliches Archiv zur Geschichte der

Klaus G. Weber, Michaela Wiese; Kraniosakrale Therapie,
  Springer, Heidelberg 2004

Weber, K., Wiese M.; Weiche manuelle Techniken der
  2. Auflage Sonntag Stuttgart 2005

Klaus G. Weber;
  - Palpation – objektive oder subjektiv-interaktive Diagnostik? pt Z. f.
  Physiotherapeuten Heft 4/2012, S. 63-66
  - Berühren – Übergänge vom strukturellen zum energetischen Ar-
  beiten, Z. f. Physiotherapeuten Heft 2003/12, S. 2150 - 2155
  - Chancen der Körpertherapie in der Traumabehandlung, Reflexe,
  Juni 2011, S. 22-24
  - Ebenenmodelle des Menschen, DO - Deutsche Zeitschrift für
  Osteopathie 3/2007 S. 32 – 34

Michaela Wiese, K. Weber;

    - Dynamische und energetische Techniken in Physiotherapie und Manueller Medizin, Sonntag, Stuttgart 2006

    - Befindlichkeit und Befund – ein komplexes Spannungspaar. EHK 2005; 54: 265-268

Wilber, Ken; Halbzeit der Evolution, 6. Auflage 2002, Fischer, Frankfurt a.M.

Informationen und Kontakt:

Deutsches Institut für Ortho-Bionomy®

Metzelplatz 5

72108 Rottenburg

Telefonnummer: Büro 07472-1021

e-mail Adresse: organisation@ortho-bionomy.de

Homepage: www.ortho-bionomy®.de

Für die Beratung in Fachfragen erreichen Sie die Institutsleitung, Frau Michaela Wiese und Herrn Dr. med. Klaus G. Weber unter der

Telefonnummer 07472-24796 und per

e-mail: wiese.weber@t-online.de

Weitere Literatur bei a+b aktuelles und buch

Bücher:

Weiche manuelle Techniken der Ortho-Bionomy® Weber K. u. Wiese M.,
289 S., 382 s/w Abb.   € 69,95

Dynamische und energetische Techniken in der Physiotherapie und
manuellen Medizin, Wiese M. u. Weber K.,140 S., 91 Abb. und Tab.
€ 39,90

Kraniosakrale Therapie – ressourcenorientierte Behandlungskonzepte
Weber K., 338 S., 650 farbige Abb.   € 21,95

Rückenschmerzen verstehen, behandeln und vorbeugen, Wiese M. u.
Weber K., 264 S., 310 farbige Abb. (Das Buch ist sehr gut geeignet
zur Information interessierter Patienten.)   € 29,50

Neurolymphatische Reflextherapie nach Chapman und Goodheart,
Weber K. u. Wiese M., 184 S., 175 Abb., zweifarbig 4-Auflage
(neu: Muskelkapitel, Bildatlas, Behandlungsbeispiele)   € 59,99

Chakren - Quellen des Selbst, Weber K., 144 S. vierfarbig   € 11,99

Ordnungstherapie (Ordnungszustände und ihre therapeutischen
Konsequenzen); Weber K., ca. 120 Seiten   € 10,00

Kartenpaar Chapmanpunkte der inneren Organe, zweifarbig, laminiert, A3
€ 30,00

Kartenpaar neurolymphatische Reflexpunkte für die Muskulatur, zweifarbig,
laminiert, A3 € 30,00

Kartenpaar Chapmanpunkte der inneren Organe, zweifarbig, laminiert, A2
€ 60,00

Kartenpaar neurolymphatische Reflexpunkte für die Muskulatur, zweifarbig,
laminiert, A2 € 60,00
Zuzüglich Versandkosten